뭉침과 통증을 잡아주는

# 마사지
# 처방전
# 72

뭉침과 통증을 잡아주는

# 마사지
# 처방전
# 72

이시가키 히데토시 **지음** | **오승민** 옮김

삼호미디어
samho MEDIA

# 시작하는 글

여러분은 평소 몸에 이상이 느껴지면 어떻게 대처하나요? 증상의 성격과 정도에 따라 다를 테지만, 시판되는 약을 복용하거나 병원을 찾을 것입니다. 일단은 집에서 휴식을 취하는 분들도 많을 거예요. 그리고 어떤 방식으로 대처하든 그 모든 상황에서 여러분의 손은, 아마도 몸의 불편한 부분을 쓰다듬거나 주무르고 있을 겁니다.

마사지라고 하면 의료 또는 휴식의 수단을 떠올리는 사람이 많은데요. 마사지에는 통증 완화와 몸의 이완 효과뿐 아니라 이유를 알 수 없는 마음의 답답함과 불안, 스트레스를 해소하는 힘이 있습니다. 평소 우리가 귀 기울이지 않았던 심신의 소리를 우리에게 알리는 작용을 하기도 하고요.

기대수명이 높아짐에 따라 건강수명 연장에 대한 관심도 날로 커지는 요즘, 생활습관병 예방은 물론 건강과 젊음을 보다 오래도록 유지하기 위해 적극적으로 운동을 하는 분들이 많습니다. 그런데 건강을 위해 시작한 운동이 외려 몸을 망가뜨리는 결과를 낳기도 합니다. 격렬한 운동 이후 몸의 이상을 경험하거나 반복적으로 다치고, 심지어 병까지 얻는 경우가 드물지 않습니다. 저는 그런 분들께도 '내 몸을 챙기는 최고의 건강습관'으로 마사지를 적극 활용하도록 권하고 있습니다.

제가 운영하고 있는 건강관리센터를 찾으시는 분들에게 마사지를 지도하다 보면 "선생님처럼 할 순 없을 것 같아요. 자신이 없어요."라는 말을 자주 듣곤 합니다. 마사지의 효과를 체험하고 이제 배우기 시작하는 분들이 그처럼 느끼시는 건 당연해요. 하지만 내 몸을 돌보기 위한 마사지는 결코 어렵지 않습니다. 올바른 요령만 정확히 터득하면 누구나 프로 마사지사와 같은 시술이 가능하고 유용한 효과를 얻을 수 있어요.

이를 위해 책에서는 뭉침과 결림 등 일상에서 자주 겪는 통증의 원인을 분석하고 이것이 신체 증상으로 두드러지기까지의 과정을 차근차근 살펴봅니다. 우리의 몸을 '지도'에 비유해 원인 부위와 마사지가 필요한 지점을 정확히 찾아내는 노하우를 소개하고, 평소 제가 현장에서 시술하는 통증 마사지법을 자세히 실었습니다. 혼자서도 가능한 셀프 마사지뿐 아니라 둘이 하는 파트너 마사지까지, 누구나 쉽게 이해하고 따라할 수 있도록 다각도로 촬영한 실사 이미지와 상세한 설명을 덧붙였습니다.

마사지의 효과를 직접 경험하면 자기 몸은 물론 가족, 지인의 몸까지도 습관적으로 살피고 관리해주게 됩니다. 약을 쓰는 것보다 손으로 만지는 것이 더 효과적일 때도 있을 것입니다. 마사지를 통한 스킨십이 늘어나면 상대방과의 유대감이 깊어지고 마음이 안정되며, 그로 인해 서로의 몸과 마음에 긍정적인 변화가 생깁니다. 이 책을 통해 '마사지'라는 도구가 여러분의 건강과 인간관계에 좋은 도움이 되기를 바랍니다.

이시가키 히데토시

# CONTENTS

# PART 1

# 몸 구석구석이
# 뭉치고 쑤시고 아프다

: 크고 작은 문제들이 쌓여 통증이라는 몸의 언어로 드러나기까지

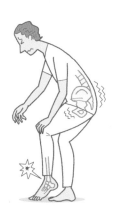

# 제대로 풀어주면
# 반드시 낫는다

## : 통증 지도로 진짜 원인을 찾고, 핀포인트로 관리하는 통증 마사지의 힘

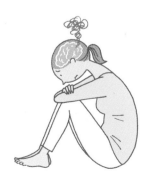

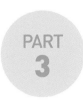

PART
3

마사지 처방전 1
# 어깨 결림·요통

: 무심코 반복되는 습관에서 시작되어 서서히 일상을 흔드는 통증

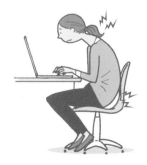

# PART 4

## 마사지 처방전 2
# 부위를 특정할 수 있는 통증

: 머리, 목─어깨, 체간, 엉덩이─다리 등 신체 부위별로 뚜렷하게 느껴지는 불편한 증상에 대하여

# PART 5

마사지 처방전 3

# 부위를 특정할 수 없거나
# 원인 불명의 이상 증상

: 콕 집어 아픈 곳을 말하기 힘든 몸의 컨디션 저하, 의학적인 진단이 어려운 증상에 대하여

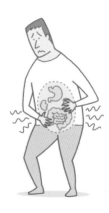

# PART 1

...

# 몸 구석구석이
# 뭉치고 쑤시고 아프다

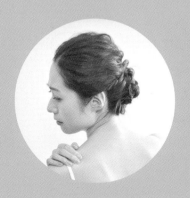

: 크고 작은 문제들이 쌓여
통증이라는 몸의 언어로 드러나기까지

# 몸과 마음의 소리에 귀를 기울여
# 통증의 원인을 찾는다

● ● ●

'허리가 아프다', '몸이 무겁다' 같은 증상을 느껴도 바로 무언가 조치를 취하거나 병원을 방문하는 사람은 많지 않습니다. 일상생활에서 불편과 괴로움을 겪으면서도 무심코 견디기 일쑤지요. 때로 몸의 불편한 증상을 인터넷으로 검색해 보기도 하고 어설프게 자가진단을 내려 보기도 하지만, 증세가 나아지기는 쉽지 않기에 불안감만 더욱 깊어집니다. 통증이 심해져 어떻게든 치료해야겠다고 마음먹고 병원을 찾아도 뚜렷한 원인을 찾지 못하는 경우도 많아요.

이처럼 의학적으로 명확한 원인을 알 수 없는 이상 증상은 왜 나타나는 걸까요? 그 이유는 다음과 같은 것들을 들 수 있습니다.

- 나쁜 자세, 잘못된 동작 습관, 운동 부족으로 인한 몸의 구조적인 변화
- 과로 혹은 나태한 일상 등 극단적인 생활 패턴
- 편식, 다이어트, 불규칙한 식사와 같은 식생활 습관
- 대인관계 또는 과중한 업무 등으로 인한 스트레스 누적
- 더위나 추위 등 자연환경의 변화에 따른 적응력 부족
- 유전적 요소와 생활환경, 운동 경력의 영향

여러분이 지금 몸의 이상 증상을 느끼고 있다면, 위의 원인 중 하나쯤은 분명 해당되는 사항이 있을 것입니다. 통증이나 결림 같은 이상 증상을 개선하기 위해서는 몸과 마음이 보내는 소리에 귀를 기울여 근본 원인을 찾으려는 노력과, 통증이 생기는 원리를 이해함으로써 제대로 대처하는 것이 필요합니다.

# 이상 증상의 원인은 다양하다

- 나쁜 자세나 잘못된 동작 습관, 운동 부족

- 과로 혹은 나태한 일상 등 극단적인 생활 패턴

- 편식, 다이어트, 불규칙한 식사

- 대인관계 또는 업무 과부하 등에서 받는 정신적인 스트레스

- 더위, 추위 등 자연환경의 변화에 따른 적응력 부족

- 유전적 요소와 생활환경, 운동 경력에서 기인한 문제

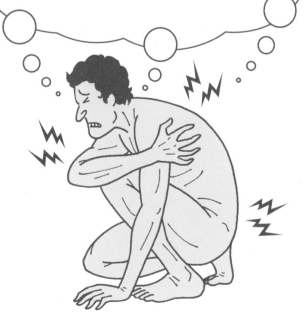

# 환부 자체가 통증의 원인이
# 아닐 수도 있다?

• • •

통증이나 이상 증상이 느껴지면 우리 의식은 당연히 환부에 집중됩니다. 어깨가 뭉치면 자연스럽게 어깨를 주무르게 되고 허리가 아프면 무심코 허리를 두드리지요. 그런데 아무리 열심히 주물러도 상태가 전혀 나아지지 않은 적은 없었나요?

"통증은 몸 어딘가에서 보내는 신호이며, 아픈 부위는 그 결과다."

통증이 느껴지는 부위가 꼭 통증의 원인이 아닐 수도 있다는 거죠. 환부를 찜질하거나 침을 놓아도 증상이 전혀 나아지지 않는다면 근본적인 원인은 다른 곳에 있습니다. 중국의 전통의학인 중의학에 '통즉불통(通則不痛, 통하면 아프지 않다)'이라는 말이 있습니다. 통증이 있는 환부는 흐름이 정체되어 피가 제대로 돌지 않고 노폐물이 쌓이는데, 그 부위의 정체 원인이 해소되어 순환이 다시 원활해지면(통하면) 통증이 없어진다는 이야기입니다.

가령 엉덩이 쪽에 통증을 느낀다고 가정해 봅시다. 엉덩이를 직접 누르거나 주물러도 나아지지 않는다면, 엉덩이를 지배하는 '신경'이 원인일 수 있습니다. 이 신경은 등과 허리를 지나므로 그 주변을 풀어주면 통증이 줄어들 가능성이 있지요. 어깨 결림도 마찬가지입니다. 스트레스와 긴장에 시달려 습관적으로 얕은 호흡을 한 것이 결림을 유발한 진짜 원인이라면, 어깨가 아니라 빗장뼈 아래 근육을 풀어주는 것이 가장 알맞은 치료법입니다. 요통의 경우는 의외로 허벅지 뒤쪽 근육을 풀어주면 통증이 완화되기도 합니다.

이처럼 실제 아픈 부위와 통증을 일으킨 원인 부위가 다를 수도 있다는 점을 기억합시다. 자기 몸을 만지면서 근본적인 원인을 찾아보고 그에 적절하게 대처하는 것이 중요합니다.

## 중의학의 표치·본치란?

몸 어딘가에 근본적인 원인이 있고, 그 결과로서 뭉침이나 결림 등의 통증이 나타날 수 있다. 중의학에서는 당장 드러난 급한 증상을 치료하는 것을 '표치(標治)'라고 하며, 병의 근본적인 원인을 찾아 치료하는 것을 '본치(本治, 또는 근치)'라고 한다. 본치가 이루어지지 않으면 같은 증상이 얼마든지 재발할 수 있다.

# Q 다음 중 어깨 결림을 유발하는 원인은?

① 자세 불량

② 얕은 호흡

③ 자율신경의 불균형

④ 외부 환경(기후 등)의 변화

⑤ 내장 기능의 이상

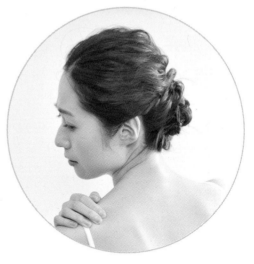

# A 정답은 ① ~ ⑤ 모두입니다.

# 통증의 악순환은 이미 시작되었다
## 쑤시고 뭉치고 뻐근한 증상의 정체는
## 과연 무엇인가?

• • •

'몸이 쑤셔요.', '어깨가 딱딱하게 뭉쳤어요.', '목이 뻐근해요.'

만성적으로 우리를 괴롭히는 이 같은 증상의 정체는 과연 무엇일까요? 결림이나 뭉침을 호소하는 사람은 대체로 몸이 긴장되어 있습니다. 근육의 긴장이 계속되어 혈류가 저하되면 결절과 같은 단단한 응어리가 생기는데 이를 '근육경결(筋肉硬結)'이라고 합니다. 경결이 악화되면 그 부위에 통증이 생기거나, 그와는 떨어진 부위에 통증을 유발하는 '통증 유발점(트리거 포인트, 21쪽)'이 생성되기도 합니다.

뒤에서 자세히 설명하겠지만, 뭉침이나 결림을 유발하는 원인은 나쁜 자세나 근육 혹사에 따른 피로, 정신적 스트레스, 내장 질환 등을 꼽을 수 있습니다. 뭉침이 있다는 것은 심신에 무언가 이상이 생겼음을 의미합니다. 결리거나 뻐근한 증상을 대수롭지 않게 여기고 방치하면 결국 통증을 일으키는 물질이 만들어지고 이것이 신경을 통해 뇌로 전달됩니다. 통증이 계속되면 그 자체가 스트레스로 작용해 부정적인 감정을 유발하고 통증을 확대·재생산합니다. 내장의 기능이 더욱 저하되거나 다른 부위의 통증으로 이어지는

**MEMO**

### 통증은 날씨의 영향을 받는다?

귀 안에 위치한 내이(內耳)에는 기압의 변화를 감지하는 센서 기능이 있다. 악천후 등으로 미묘한 기압 변화가 생기면, 내이 센서가 이를 감지해 뇌에 전달하고 시상하부를 통해 교감신경이 활성화된다. 그러면 노르아드레날린이 혈중으로 방출되면서 통증을 느끼는 신경이 자극되어 통증에 민감해진다.

등 '통증과 질병의 악순환'이 초래되는 거지요.

이런 사실들로 볼 때 뭉침과 결림은 만병의 근원이며, 통증은 몸이 보내는 신호라고 할 수 있습니다. 의학적으로 이상이 없는데도 뭉침이나 결림 등의 통증을 느낀다면 그냥 방치해서는 안 됩니다.

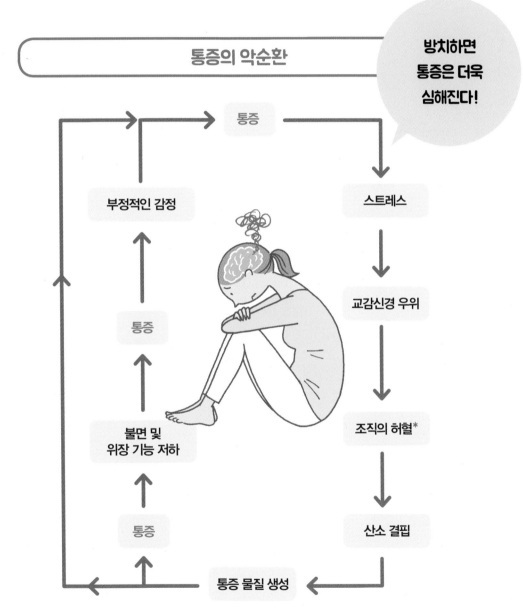

**통증의 악순환**

방치하면 통증은 더욱 심해진다!

통증

부정적인 감정

스트레스

교감신경 우위

통증

불면 및 위장 기능 저하

조직의 허혈*

통증

산소 결핍

통증 물질 생성

* 허혈(虛血) : 조직의 국부적인 빈혈 상태. 혈관이 막히거나 좁아지는 것이 원인.

# 몸의 모든 부위는
# 신경, 근육, 혈관, 경혈, 근막 등으로
# 서로 연결되고 얽혀 있다

• • •

통증의 원인은 환부에만 국한되지 않는다고 앞에서 말했는데요. 그렇다면 통증 부위와는 상관없어 보이는 먼 곳에 원인이 있는 이유는 무엇일까요?

우리 몸의 모든 부위와 기관은 서로 연결되어 있기 때문입니다. 누군가가 정신적으로 불안감을 느끼는 상황에 놓여 있다고 합시다. 몸은 이를 '위기 상황'으로 인식합니다. 그러면 자율신경 중 교감신경이 흥분되지요. 교감신경이 우세해지면 몸은 긴장 상태로 전환되고 근육도 긴장합니다. 혈류량이 증가하고 호흡 또한 얕고 빠른 호흡으로 바뀌며, 위산 분비량의 균형이 깨지면서 내장 기능이 저하됩니다. 이런 상태가 일시적이라면 별문제가 없겠지만 장시간 계속된다면 당연히 그 사람의 몸에 경고등이 깜빡거리기 시작할 거예요.

어느 한 부위의 근육 긴장이 계속되어 뻣뻣하게 경직되면, 근막으로 연결된 다른 근육도 영향을 받습니다. 내장 기능이 나빠지면 자율신경을 매개로 하여 표면의 근육과 피부도 과민해집니다. 신경과 근육, 혈관은 물론 근육을 둘러싼 근막 등 몸을 이루는 수많은 요소는 서로 연결되고 얽혀 있어 긴밀하게 영향을 주고받을 수밖에 없습니다. 그렇기에 통증의 원인 또한 연결망을 통해 계속 퍼져나가는 것이지요.

여기서 우리가 주목해야 할 것이 중의학에서 다루는 경락과 경혈입니다. '경혈'은 심신의 이상 징후가 나타나는 지점으로, 기가 흐르는 통로(에너지 라인)인 '경락'과 이어져 있습니다(23쪽). 경혈과 경락 또한 근육과 신경처럼 서로 연결되어 있다는 점을 의식하는 것이 중요합니다.

## MEMO

### 트리거 포인트란?

어떤 부위를 자극했을 때 그와 동떨어진 부위에 통증이 나타나는 경우가 있는데, 이때 처음의 자극 지점을 트리거 포인트(trigger point, 통증 유발점)라고 한다. 권총의 방아쇠를 당기면 그 총알이 멀리 떨어진 목표물을 맞히는 것에 비유한 말이다. 예를 들어 다리의 통증이나 저림 같은 증상은 엉덩이의 중·소둔근에 생긴 트리거 포인트가 원인이 되어 나타나는 방사통일 때가 있다.

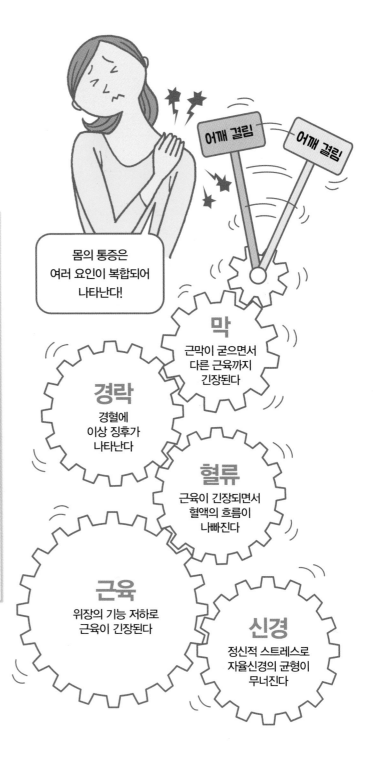

몸의 통증은 여러 요인이 복합되어 나타난다!

어깨 결림

어깨 결림

**막**
근막이 굳으면서 다른 근육까지 긴장된다

**경락**
경혈에 이상 징후가 나타난다

**혈류**
근육이 긴장되면서 혈액의 흐름이 나빠진다

**근육**
위장의 기능 저하로 근육이 긴장된다

**신경**
정신적 스트레스로 자율신경의 균형이 무너진다

# 몸을 구성하는
# 6가지 연결고리를 이해한다

• • •

우리 몸을 구성하는 6가지 연결고리를 알아두면 통증의 원인을 찾는 데 큰 도움이 됩니다. 우리 몸에 이상 증상이 발생하는 원리를 쉽게 이해할 수 있습니다.

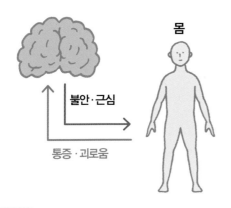

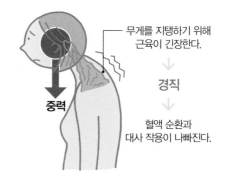

## 신경

**뇌와 몸을 연결한다**
**각 기관 간의 정보를 전달한다**

뇌와 몸을 연결하고, 마음과 외장(근육·골격·피부 등), 내장이 연결되도록 정보를 전달하는 것이 신경의 역할이다. 통증 발현에 관여하며 마음의 문제가 육체의 문제로 나타나는 데 큰 영향을 미친다.

## 근육

**몸을 지탱하고**
**체액 순환과 대사에 영향을 미친다**

몸을 움직이고 지탱하는 역할을 하며, 체액 순환과 대사 작용에 영향을 미친다. 근육이 경직되면 그 자체가 환부가 되기도 하며, 주변 근육을 긴장시키기도 한다.

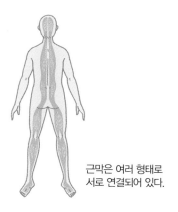

근막은 여러 형태로
서로 연결되어 있다.

## 막

### 근육과 내장을 둘러싸는 막
### 정보 전달 기능을 한다

근육과 내장 조직을 둘러싼 얇은 막이다. 전신의 근육과 내장을 연결하므로 잘못된 자세나 움직임으로 일부가 경직되면 다른 부위로 긴장이 전이된다. 감정, 통증과 같은 정보를 전달하기도 한다.

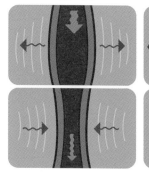

기능 저하　　　　　　정상

근육 신축성이 약해지면 혈액　　근육이 수축할 때의 압력으로
흐름이 나빠진다.　　　　　　　혈액 흐름이 원활하다.

## 체액

### 영양분과 노폐물을 운반
### 순환이 흐트러지면 문제 발생한다

혈액이나 림프액, 뇌척수액 등의 체액은 영양분과 노폐물, 호르몬 등을 운반하는 역할을 한다. 근육이 경직되면 체액의 흐름이 저하되고, 체액 순환이 나빠지면 여러 가지 크고 작은 문제가 야기된다.

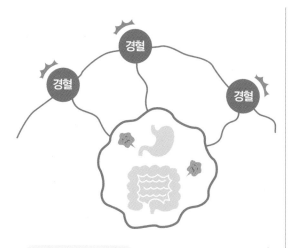

## 경락과 경혈

### 오장육부와 체표를 잇는 에너지 시스템

중국 전통의학에서 말하는 에너지 시스템이다. 경락은 내장기관(오장육부)과 체표(피부와 근육)를 연결한다. 경락 선상에 있는 수많은 경혈은 통증이 직접적으로 나타나거나 통증 부위에 강력한 영향을 미치는 부위다.

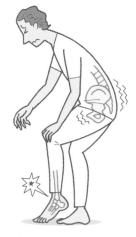

\* 인체 사슬(kinetic chain) : 몸의 각 부분이 관절, 근육, 신경, 근막을 통해 유기적으로 연결되어 협조 관계를 이루는 것. 어느 한 부위에 불안정한 움직임이 있으면 다른 부위에도 변위가 발생하는 등 연쇄적인 불균형이 생긴다.

## 관절

### 자유자재로 몸을 움직일 수 있게 한다
### 중력의 영향을 많이 받는다

움직임이 좋지 않은 관절이 있으면 '인체 사슬\*' 구조로 인해 다른 관절에도 부담이 가해져 불균형이 초래된다. 이족보행을 하는 인간은 중력의 영향을 받기 쉬운데, 근막·근육뿐 아니라 정렬의 문제도 결림과 통증을 유발하는 한 요인이다.

# 몸속 이상 경보 발령
## 도대체 몸에서는
## 무슨 일이 일어나고 있는가?

● ● ●

우리 몸은 수많은 조직과 요소가 서로 긴밀하게 연결되어 상호 보완과 균형을 유지하고 있습니다. 이 균형이 조금만 무너져도 여러 가지 문제가 발생하지요.

어깨 결림(54쪽)을 예로 들어볼게요. 어깨 결림을 유발하는 요인 중 하나는 어깨뼈 위치가 틀어지는 것입니다. 어깨뼈가 제자리를 유지하는 원리는 줄다리기와 비슷합니다. 어깨뼈 윗부분 안쪽에는 견갑거근, 능형근이 붙어 있고 아랫부분 바깥쪽에는 전거근이 붙어 있습니다. 이 근육들이 각각 위아래로 어깨뼈를 잡아당기며 힘의 균형을 유지하기 때문에 어깨뼈의 위치가 정상적으로 유지되는 거지요. 그런데 어느 지점에서 긴장이나 뭉침이 발생하면, 길항 관계를 유지하던 근력의 균형이 깨지고 어깨뼈가 한쪽으로 끌려가 위치가 틀어지게 됩니다.

어느 한 부위의 뭉침이나 긴장은 체액 순환의 저하를 초래합니다. 자연현상에 빗대어 말하면, 근육이 '산'이라고 할 때 뭉침이나 긴장은 '산사태가 일어난 상태'입니다. 무너진 토사는 혈관, 림프 같은 체액이 흐르는 물줄기를 막아버립니다. 그러면 영양이나 호르몬

**MEMO**

### 길항근이란?

길항근이란 전후, 상하, 내외처럼 서로 반대 방향으로 작용하는 근육을 말한다. 예를 들어 팔을 구부릴 때 안쪽 위팔두갈래근이 수축하면 바깥쪽 위팔세갈래근은 늘어난다. 무릎을 구부리면 앞쪽의 대퇴사두근은 늘어나고 뒤쪽의 햄스트링은 수축한다.

의 공급이 정체되고 노폐물이 쌓이지요. 몸의 이상이나 통증이 생길 수밖에 없습니다.

스트레스나 통증이 지속되면 허혈(조직의 국부적인 빈혈 상태)이 나타나는데, 이는 '이상 기후로 심각해진 가뭄'과 유사한 상황입니다. 이 경우에도 산사태와 비슷한 문제가 발생합니다. 통증도 심화되겠지요. 우리 몸을 선로를 달리는 열차에 비유해볼 수도 있습니다. 장기에 어떤 이상이 생기면, 그 이상 증상을 실은 열차가 선로(경락)를 달리며 역(경혈)에 화물(이상 증상)을 내립니다. 그러면 경혈 역에 내려진 화물 때문에 운행에 지장(몸의 부진이나 통증)이 생기지요.

이처럼 결림이나 뭉침이 발생한 체내에서는 여러 가지 일이 벌어지고 있습니다. 증상을 근본적으로 개선하기 위해서는 각각의 상황에 따른 적절한 대처가 필요합니다.

## 몸속에서는 다양한 일들이 벌어지고 있다!

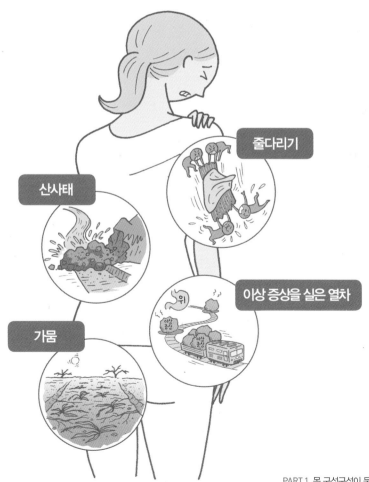

# 몸속 랜드마크를 이용해
# 정확한 부위를 찾는다

• • •

저는 몸의 이상 증상과 통증을 해소하기 위한 치료 방법으로 마사지를 강력하게 추천합니다. 서두에서도 '내 몸을 챙기는 최고의 건강 습관'(4쪽)으로서 마사지의 중요성에 대해 말한 바 있는데요. 수많은 건강 관리법 가운데 어째서 마사지일까요?

근막으로 둘러싸인 우리의 몸을 '가죽 소파'에 비유해 말해 볼게요. 소파의 앉는 면 중간쯤에 솜이 뭉쳐 단단해진 부분(뭉침이나 결림)이 생겨서 이를 부드럽게 정리할 필요가 생겼습니다. 우리가 뭉치고 결리는 등의 통증을 느꼈을 때 스트레칭으로 증상을 개선하려는 행위는, 앞선 상황에서 소파 양쪽을 잡아당기는 것과 같습니다. 그런 방법으로는 뭉친 부분을 평평하고 고르게 정리하는 것이 쉽지 않아요. 지나치게 당기면 자칫 가죽이 손상될 수 있습니다. 이때는 뭉친 부분을 손으로 직접 매만져주어야 주변에 손상을 주지 않고 제대로 정리할 수 있습니다. 정확하게 부위를 조준하는 것, 즉 핀포인트로 관리해야 하는 뭉침이나 결림 같은 증상은 운동이나 스트레칭보다는 마사지가 훨씬 효과적일 때가 많습니다.

여기서 문제는, 자신이 직접 몸을 마사지할 때 '마사지를 해야 할 정확한 부위를 찾아낼 수 있는가?' 하는 것입니다. 예를 들어 엉덩이의 중둔근을 마사지로 풀어주어야 할 때, 그 부위를 정확히 짚어낼 수 있을까요?

이때 도움이 되는 것이 바로 몸 안의 '랜드마크(landmark)'입니다. 처음 방문하는 낯선 지역에서 목적지를 찾아갈 때 우리는 어떻게 하나요? 보통 지도를 보면서 눈에 띄는 건물 등을 기준 삼아 따라가다 보면 어렵지 않게 찾을 수 있습니다. 몸도 마찬가지입니다. 신체에서 찾기 쉬운 부위, 즉 인체의 랜드마크를 기준 삼아 몸을 살핀다면 원하는 부위를

## 중둔근을 찾아보자!

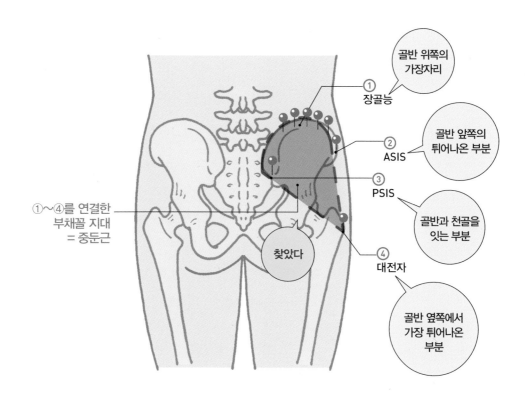

① 장골능 — 골반 위쪽의 가장자리

② ASIS — 골반 앞쪽의 튀어나온 부분

③ PSIS — 골반과 천골을 잇는 부분

④ 대전자 — 골반 옆쪽에서 가장 튀어나온 부분

①~④를 연결한 부채꼴 지대 = 중둔근

찾았다

정확히 찾을 수 있습니다.

  예로 중둔근을 찾아볼까요? 골반 상부의 가장자리인 장골능과 골반 앞쪽의 튀어나온 부분인 ASIS(상전장골극), 골반과 천골을 연결한 부위의 튀어나온 부분인 PSIS(상후장골극), 그리고 골반 옆의 튀어나온 대전자, 이 네 지점을 연결한 부채꼴 지대가 중둔근이 자리한 부위입니다. 이처럼 목표 부위 주변에 있는 랜드마크를 먼저 찾으면 정확한 부위를 파악할 수 있습니다.

# 경혈의 '점'에만 연연하지 말고
# '면'을 자극하라!

• • •

마사지 혹은 지압이라고 하면 중의학에서 말하는 혈자리, 즉 '경혈'을 떠올리는 사람이 많을 것입니다. 하지만 경혈은 위치를 찾기가 까다로운 데다 그 지점이 매우 작을 때가 많습니다. 시술 경험이 없는 일반인이 경혈을 정확하게 짚어내기란 현실적으로 무척 어렵다는 뜻이지요.

그렇다면 전문가가 아닌 사람이 자기 몸의 경혈을 직접 마사지하고, 통증을 개선하는 것은 불가능할까요? 그렇지 않습니다. 앞서 말한 대로 통증의 원인은 하나가 아니기 때문입니다. 몸의 이상 증상은 근육이나 신경, 근막 등 다양한 부위로의 접근을 통해 개선할 수 있습니다. 경혈도 그중 하나인 것이지요.

게다가 경혈은 통증의 원인이 되는 주변 근육이나 신경의 위치와 어느 정도 겹치는 경우가 많습니다. 그래서 경혈을 중심으로 한 '어라운드 포인트(around point)'를 풀어주는 것이 더욱 좋은 효과를 낼 수 있습니다. 예를 들어 빗장뼈 아래에는 호흡 개선에 작용하는 '중부(中府)'라는 경혈이 있는데, 그 주변은 대흉근, 소흉근처럼 호흡과 밀접하게 연관된 근육이 밀집되어 있습니다. 만약 얕은 호흡을 개선하는 접근 방식이 필요하다면 중부혈을 중심으로 한 주변 근육을 풀어주면 바로 효과를 볼 수 있지요.

요컨대 경혈은 '점'보다는 '면'을 자극하는 것이 더 큰 효과를 기대할 수 있으며, 저는 이 것을 '어라운드 어프로치(around approach)'라고 부릅니다. 접근 방식을 종합적으로 고려하면, 손쉽게 마사지 영역을 특정하고 증상을 개선하는 적절한 시술을 할 수 있습니다.

## 면을 자극하는 **어라운드 어프로치의 개념**

**증상**    어깨 결림

**원인**    스트레스로 인한 얕은 호흡

**접근 방식**    중부(호흡과 연관된 경혈)

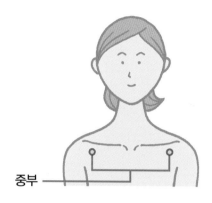

중부 ——

### 그러나 얕은 호흡에 대한 접근 방식은 또 있다

**그 밖의 접근 방식**    대흉근, 소흉근, 쇄골하근 등이 긴장해서 가슴이 닫힌 자세가 된다.
➡ 어깨가 말리면서 어깨 주변의 근육 긴장도가 증가하므로 어깨가 결린다!

이런 원인을
근본적으로 개선하기 위해서는…?

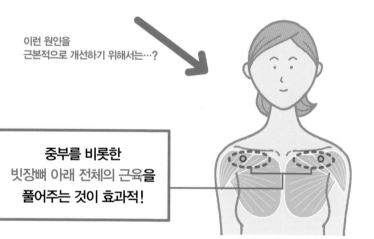

중부를 비롯한
빗장뼈 아래 전체의 근육을
풀어주는 것이 효과적!

---

**MEMO**

## 눈에 보이지 않는 경혈은 유의미한 곳에 있다

경혈은 역학적으로나 해부학적으로나 모두 유의미한 위치에 있다. 관절의 연결부, 근육과 근육의 경계부, 신경이나 혈관이 밀집된 곳 또는 그 근접 부위와 같이 구조적으로 반드시 마사지해야 할 지점과 겹치는 경우가 많다.

# 마사지의 진정한 치유력

"손은 외부로 드러난 또 하나의 뇌다."

독일의 철학자 칸트가 한 말입니다. 손과 뇌는 그만큼 밀접한 관계에 있습니다. 손은 감각이 매우 예민하며, 움직임 또한 극도로 섬세해 다양한 작업을 수행할 수 있습니다. 이를 보여주는 예로, 신체 각 부위의 감각이 뇌에서 얼마만큼의 영역을 차지하는지 나타낸 신체 감각 지도 '펜필드의 감각 호문쿨루스(homunculus)'라는 그림이 있습니다. 자세히 보면 손에 할당된 감각 영역이 뇌의 상당 부분을 차지하고 있음을 알 수 있습니다. 즉 인간은 손을 통해 수많은 감각 정보를 얻고 있다는 거지요.

한편, 우리는 몸 어딘가에 통증을 느끼면 거의 무의식적으로 그곳을 손으로 매만지거나 누릅니다. '약손'이라는 말도 있듯이, 선대의 사람들도 손을 대면 통증이나 고통을 치유하는 효과가 있음을 직감적으로 알고 있었던 듯합니다. 손으로 몸을 어루만져 치유 효과를 내는 마사지는 통증을 개선합니다. 마사지를 업으로 삼고 사는 저는 '손'에는 익히 알려진 것 이상의 신비한 힘이 있음을 느낄 때가 많습니다. 여러분도 따뜻한 어머니의 손길처럼 소중한 사람이 나를 만져줄 때의 감촉을 기억하고 있을 거예요. 손의 감촉을 통해서 사랑받고 있음이 전해지면서 통증이나 불안이 사라지는 것을 느낀 적이 있지 않나요? 마사지는 통증 완화의 효과뿐 아니라 심리적인 치유까지도 기대할 수 있습니다. 마사지의 진정한 힘이란 손을 매개로 하여 나의 진심을 전하는 것에 있는지도 모르겠습니다.

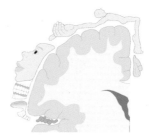

펜필드의 감각 호문쿨루스
자료 : PIXTA

# PART 2

...

## 제대로 풀어주면
## **반드시 낫는다**

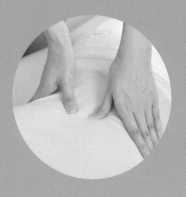

**: 통증 지도로 진짜 원인을 찾고,
핀포인트로 관리하는 통증 마사지의 힘**

# 통증이 생기는 원인은
# 크게 3가지로 나눌 수 있다

• • •

사람의 몸은 뼈, 근육, 근막, 피부와 같은 구조적인 요소 외에도 내장, 신경, 혈관, 림프 등 다양한 요소가 복잡하게 얽혀 작용하면서 균형이 유지됩니다.

이러한 신체에 불균형이 발생하고 통증이나 질병이 발생하는 원인은, 크게 세 가지 요인으로 나눠 생각할 수 있습니다.

첫 번째가 '마음의 문제'입니다. 주로 정신적 스트레스가 발단이 되는데, 불안이나 고민을 안고 있으면 뇌가 신경계를 통해 몸 곳곳으로 신호를 보내고 몸이 긴장 모드로 전환됩니다. 호흡이 얕아지거나 근육이 긴장하고 내장 기능이 저하되는 것도 마음의 문제에서 비롯될 수 있습니다.

두 번째는 '외장(근육·골격·피부)의 문제'입니다. 평소 잘못된 자세나 나쁜 행동 습관이 원인이 되어 발생합니다. 새우등처럼 굽은 자세는 잘못된 정렬과 무게의 편중을 유발해 근육이 과다하게 긴장되고 피로가 축적됩니다. 이어서 혈류가 정체되고 울혈이 생기면서 통증이나 움직임에 제한이 생깁니다.

세 번째는 '내장의 문제'로, 평소 불균형한 식사와 생활습관 때문에 발생합니다. 내장 기능이 저하되면 주변 신경과 근육이 함께 긴장되면서 생각지도 못한 증상으로 신호가 나타나기도 합니다.

기억해야 할 것은 이들 세 가지가 별개의 문제가 아니라 서로 긴밀하게 연결되어 있다는 점입니다. 마음의 문제가 근육이나 골격, 내장에 영향을 미치거나, 반대로 근육의 긴장이 마음이나 내장에 영향을 미치기도 합니다. 이 세 가지 문제에 주목하고 근본적인 원인을 찾아내어 차근차근 개선해나가는 것이 중요합니다.

# 통증을 일으키는 3대 요인

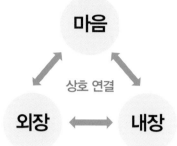

마음

상호 연결

외장 ⟷ 내장

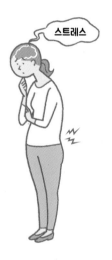

스트레스

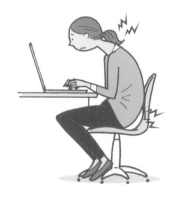

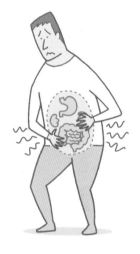

### 마음의 문제

일이나 대인관계에서의 고민, 일중독과 같은 상황에서 스트레스를 크게 받는 경우다. 스트레스를 받으면 뇌와 신경계가 몸의 긴장을 유발하고 이것이 장기화되면 통증과 같은 몸의 이상으로 나타난다.

### 외장(근육·골격·피부)의 문제

오랜 시간 앉아서 근무하는 등 나쁜 자세와 움직임으로 몸의 균형이 무너진 경우다. 중력이 분산되지 않고 한 부위에 지나치게 쏠리거나 움직임에 과부하가 걸리면 근육과 피부 조직에 변화가 생기면서 결림과 통증으로 진행된다.

* 통상적으로 외장은 피부만을 의미하거나 눈, 귀, 코, 입, 목, 피부, 비뇨기, 운동기관 등을 의미하기도 하는데, 여기에서의 '외장'은 근육과 골격을 중심으로 한 운동기관과 피부를 통칭한다.

### 내장의 문제

과도한 다이어트, 영양이 불균형한 식습관, 운동 부족 등으로 내장의 기능이 저하된 경우다. 내장 기능 부전이 주변 근육과 신경에 영향을 미치면서 근육 긴장과 피부 과민, 체액 순환의 이상을 초래한다.

# 통증 지도를 이용해
# 마사지할 부위를 정확하게 찾는다

• • •

통증이 생기는 주요 원인과 몸속 악순환이 일어나는 과정을 이해했다면, 이제부터는 증상을 개선하는 마사지 요법을 익힐 차례입니다. 강조했듯이 마사지가 지닌 힘을 제대로 발휘하기 위해서는 증상에 따른 정확한 시술 부위를 찾는 것이 가장 중요합니다.

'통증을 없애는 데 효과적인 마사지 부위를 누구나 쉽게 찾을 수 있는 방법은 없을까?' 이것은 저의 오랜 고민이었습니다. 자신의 몸을 스스로 돌보고 싶은 사람, 지긋지긋한 만성 통증에 시달리는 사람이 언제 어디서든 손쉽게 마사지를 할 수 있다면 그보다 좋은 건강 습관이 없을 테니까요. 그래서 전문가가 아닌 그 누구라도 쉽고 정확하게 마사지 포인트를 찾을 수 있는 방법을 고안했습니다.

그게 바로 '통증 원인을 찾고 관리하기 위한 몸의 지도', 간단히 말해 '통증 지도'입니다. '지도'라는 표현을 쓴 데에는 나름의 이유가 있습니다. 우선 통증이 느껴지는 환부는 위치가 확실합니다. 이를 '출발지'로 놓고, 이러한 통증을 유발한 원인 부위를 '목적지'라고 생각해 봅시다. 이들 사이에는 혈액이나 신경, 경락과 같은 '경로'가 있고 그 주변으로는 튀어나온 뼈나 볼록한 근육과 같은 '랜드마크'가 있습니다. 통증 지도에 기재된 경로와 랜드마크를 따라 목적지까지 제대로 도착하면, 원인에 따른 마사지를 해줌으로써 통증이나 이상 증상을 완화할 수 있습니다.

앞의 예에서 설명했듯이 사람의 몸은 자연과 비슷합니다. 산(근육)에서 산사태(긴장)가 일어나면 강의 흐름(혈류)이 나빠지고 물(혈액)이 탁해집니다. 이상 기후(정신적 스트레스, 피로)가 장기간 지속되면 가뭄(허혈)으로 대지(뼈와 근육, 근막)가 굳거나 당겨지고 갈라지면서 단층(통증)이 발생할 수 있습니다.

PART 3~5에서는 우리 몸의 다양한 문제와 원인, 통증의 진행 메커니즘을 정리하고 이에 효과적인 마사지 요법을 소개합니다. 주요 시술 부위도 지도 형식으로 자세히 안내합니다. 지도에 표시한 기준(랜드마크)을 참고하면 마사지로 접근해야 할 부위에 정확하게 도착할 수 있을 것입니다. 잘 따라와 주세요.

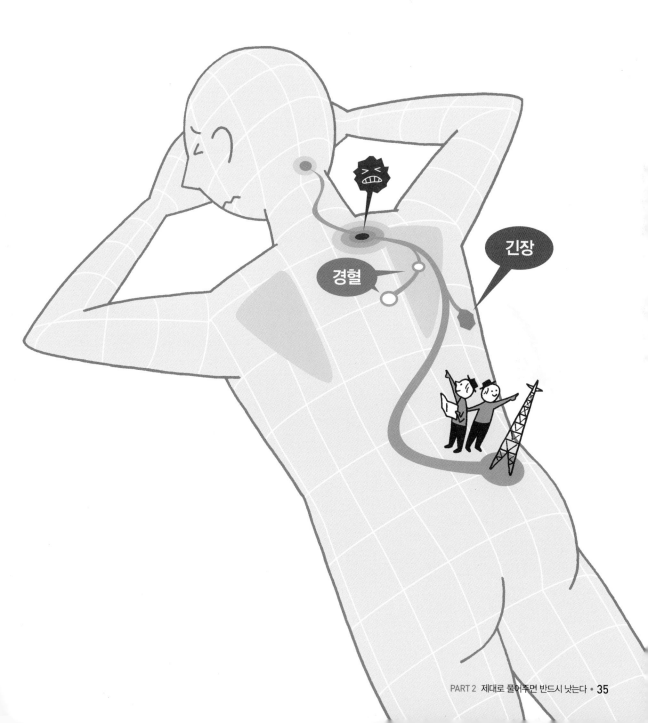

# 통증 지도 보는 법

• • •

우리 몸에 나타나는 통증별 원인과 대처법을 통증 지도를 통해 본격적으로 안내하기에
앞서 통증 지도의 규칙을 간단히 알아보겠습니다.

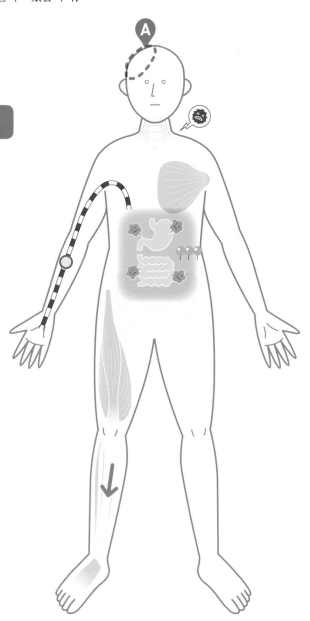

## 지도의 구성 요소

**1** 통증 · 이상 증상의 표시

**2** 마사지 영역

**3** 관련 신경

**4** 관련 근육

**5** 관련된 경혈과 경락

**6** 기능이 저하된 내장기관

**7** 기준이 되는 랜드마크

**8** 영향을 받는 근막 · 관절

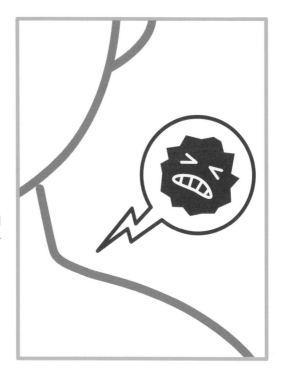

## 1

### 통증 · 이상 증상의 표시

통증이나 결림, 뭉침 등 이상 증상이 있는 부위를 나타낸다. 찡그린 표정으로 표시된 부분이 통증의 '출발점'이다.

## 2

### 마사지 영역

마사지로 풀어주어야 할 영역을 나타낸다. 해당 부위를 찾아 안내하는 방법에 따라 마사지한다. 구체적인 마사지 방법은 부위에 따라 다르다.

## 3

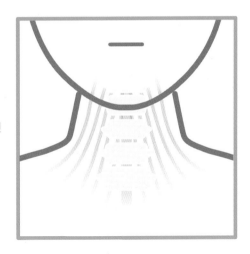

### 관련 신경

문제 증상의 악화 또는 완화에 영향을 미치는 신경(자율신경 등) 전반을 나타낸다.

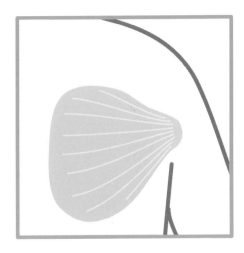

## 4

### 관련 근육

통증과 이상 증상의 발단이 되는 근육의 긴장이나 결림, 트리거 포인트 등을 나타낸다. 긴장된 근육뿐만 아니라 랜드마크가 되는 근육도 함께 표시되어 있다.

## 5

### 관련된 경혈과 경락

통증이나 이상 증상의 개선에 효과가 있는 경혈과 환부와의 연결을 나타내는 경락의 흐름을 나타낸다. 직접 영향을 주는 경우와 간접적으로 영향을 주는 경우가 있다.

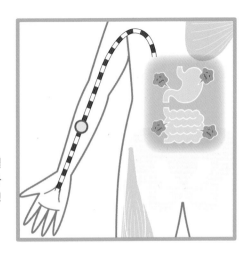

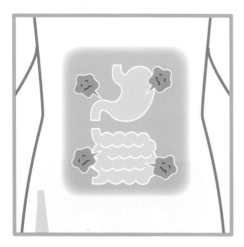

## 6 기능이 저하된 내장기관

기능이 저하된 내장기관을 나타낸다. 문제가 생긴 내장 부위를 아이콘으로 표시한다.

## 7 기준이 되는 랜드마크

목적지 주변의 랜드마크를 나타낸다. 통증이나 이상 증상의 영향을 받아 틀어짐이나 불균형이 생기기 쉬운 골격도 동일하게 표시된다.

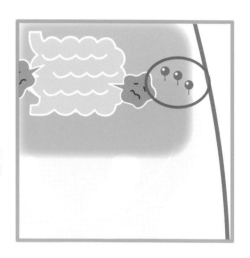

## 8 영향을 받는 근막·관절

통증 부위와 관계된 관절이나 근막의 연결을 나타낸다(인체 사슬의 영향). 당겨지는 방향 등은 화살표로 표시된다.

# 통증 잡는 마사지를 위한
# 올바른 요령을 익힌다

• • •

마사지 부위를 정확히 찾아내는 요령을 알았다면, 다음으로 올바른 마사지 방법을 익혀야 합니다. 이에 대한 기본 지식과 주의사항을 살펴보겠습니다.

PART 3~5장에서는 증상별 통증 지도를 제시하고, 스스로 몸을 관리하는 '셀프 마사지'와 다른 사람에게 실시하는 '파트너 마사지'를 함께 소개합니다. 뭉친 근육이나 경혈 부위를 찾는 법, 손 모양, 압(힘)의 방향과 강도, 구체적인 동작과 주의사항 등을 차근차근 따라해 보세요. 누구나 강력한 마사지 효과를 얻을 수 있도록 실전적인 기술과 노하우를 담았습니다.

마사지의 기본 요소는 강도, 방향, 방법, 감각, 위치 이렇게 5가지입니다. 여기에 하나를 더하자면, 상대를 배려하는 마음입니다. 사실 무엇보다 가장 중요한 요소일지 모르겠습니다. 파트너 마사지를 할 때는 나부터 긴장을 풀고 절대 과도하게 힘주지 않아야 합니다. 손을 어느 정도 따뜻하게 데운 다음 마사지를 시작하는 것처럼 작은 부분에서도 파트너를 위하는 마음을 가지고 몸을 돌봐야 합니다.

내가 직접 느끼는 감각, 파트너의 몸에 나타나는 반응을 주시하면서 강도를 조절합니다. 마사지를 매일 실시하지 않아도 평소 몸을 만지며 확인하는 습관을 들이면 손의 감각을 익히는 데 큰 도움이 됩니다. 목욕 후나 휴식시간 등을 이용해서 시간이 생길 때마다 시도해보는 것이 좋습니다.

# 통증 잡는 마사지를 위한 5가지 기본 요소

## POINT 1 강도
### 몸을 만지는 강도는 적절한가?

너무 강하거나 아프지 않아야 한다 책에서는 주무르는 강도를 몸이 느끼는 감각에 따라 3단계로 설정했다.

1단계 ●○○ 약하고 부드럽게
2단계 ●●○ 중간 정도로 시원하게
3단계 ●●● 강하고 시원하게(아프지만 시원한 느낌)

## POINT 2 방향
### 압을 가하는 방향은 적절한가?

근육의 결이나 심부에 있는 근육, 장기의 위치 등을 이해하고 압(힘)을 가하는 방향을 알맞게 설정한다.

## POINT 3 방법
### 적합한 방법을 선택했는가?

증상과 원인에 대한 올바른 접근과 시술법을 선택한다. 다음 쪽에 소개하는 5가지 방법과 손 모양을 익힌다.

## POINT 4 감각
### 몸이 보내는 감각에 주의를 기울이고 있는가?

손이나 그 외의 감각으로 마사지 효과를 확인하면서 실시한다.

셀프　　뭉친 부분이 부드럽게 풀린다, 따뜻해진다, 혈관 박동이 느껴진다 등
파트너　배가 움직인다, 트림이나 방귀가 배출된다, 배가 고파진다, 호흡이 편해진다 등

## POINT 5 위치
### 마사지할 부위를 정확히 찾았는가?

통증 지도를 참고해 손으로 형태를 느끼며 랜드마크를 찾고 마사지 영역을 정확히 짚는다.

\* 각종 감염증이나 종양, 고열이나 피부염, 출혈성 질환 등의 증상이 있을 때는 마사지를 금한다. 골절이나 임신, 컨디션이 좋지 않을 때도 마사지가 부정적인 영향을 미칠 수 있다. 이때는 혼자 임의로 판단하지 말고 전문의의 진단을 받아야 한다.

# 책에서 소개하는 2가지 마사지 유형

자기 몸을
직접 관리하는
**셀프 마사지**

다른 이에게
마사지를 시술하는
**파트너 마사지**

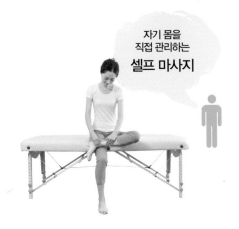

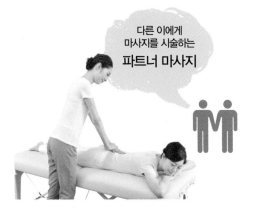

# 마사지의
# 기본 동작과
# 손 모양

• • •

마사지는 기본적으로 5가지 동작과 8가지의 손 모양으로 실시할 수 있으며 이를 적절히 조합해 시술합니다. 간단한 요소지만 잘 익혀두면 유용하게 활용할 수 있습니다.

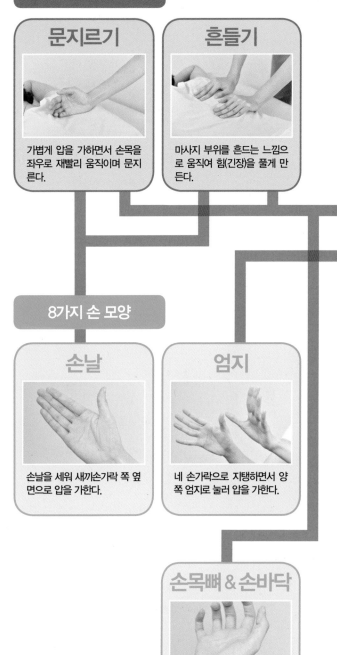

**5가지 마사지 동작**

**문지르기**
가볍게 압을 가하면서 손목을 좌우로 재빨리 움직이며 문지른다.

**흔들기**
마사지 부위를 흔드는 느낌으로 움직여 힘(긴장)을 풀게 만든다.

**8가지 손 모양**

**손날**
손날을 세워 새끼손가락 쪽 옆면으로 압을 가한다.

**엄지**
네 손가락으로 지탱하면서 양쪽 엄지로 눌러 압을 가한다.

**손목뼈 & 손바닥**
손목뼈와 손바닥을 사용해 평면으로 압을 가한다.

## 누르기

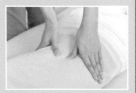

체중을 실어 누르거나, 지속해서 길게 누르거나, 간헐적으로 누른다.

## 주무르기

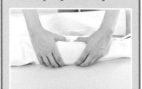

마사지 부위를 잡고 손가락을 움직여서 압을 가한다.

## 꼬집기

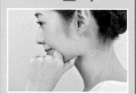

마사지 부위를 꼬집고 그대로 조금씩 계속 압을 가한다.

## 세 손가락

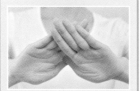

세 손가락 끝을 마사지 영역에 대고 누르면서 압을 가한다.

## 다섯 손가락

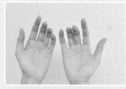

다섯 손가락으로 넓은 범위를 집거나 주무르면서 압을 가한다.

## M자

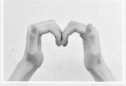

양손으로 M자를 만들어 손가락 끝을 마사지 영역에 꽂는 느낌으로 누르며 압을 가한다.

## 지렛대

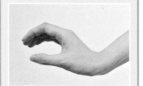

마사지 영역에 엄지 또는 네 손가락을 대고 손목을 돌리거나 꺾으며 압을 가한다.

## 두 손가락

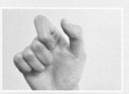

검지와 엄지로 작은 부위를 집으면서 압을 가한다.

# 우리 몸의 주요 골격

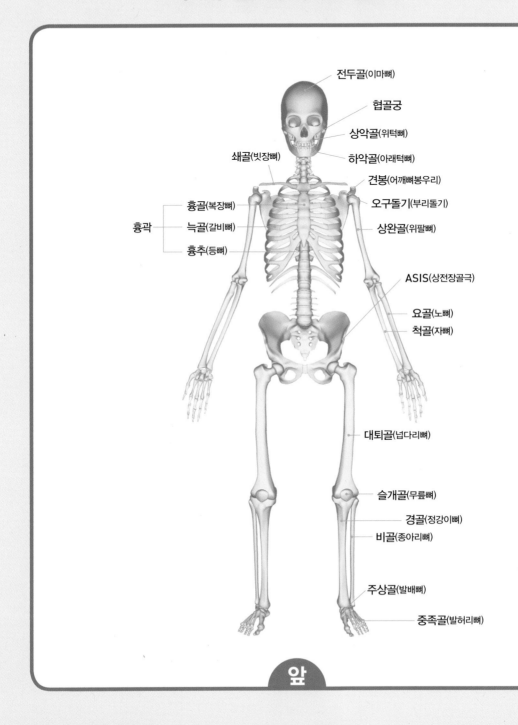

전두골(이마뼈)

협골궁

상악골(위턱뼈)

쇄골(빗장뼈)

하악골(아래턱뼈)

견봉(어깨뼈봉우리)

흉골(복장뼈)

오구돌기(부리돌기)

흉곽

늑골(갈비뼈)

상완골(위팔뼈)

흉추(등뼈)

ASIS(상전장골극)

요골(노뼈)

척골(자뼈)

대퇴골(넙다리뼈)

슬개골(무릎뼈)

경골(정강이뼈)

비골(종아리뼈)

주상골(발배뼈)

중족골(발허리뼈)

앞

정확한 마사지 부위를 찾을 때 랜드마크가 되는 주요 골격을 소개합니다. 뼈의 모양과
위치 관계를 머릿속에 그릴 수 있도록 해 보세요.

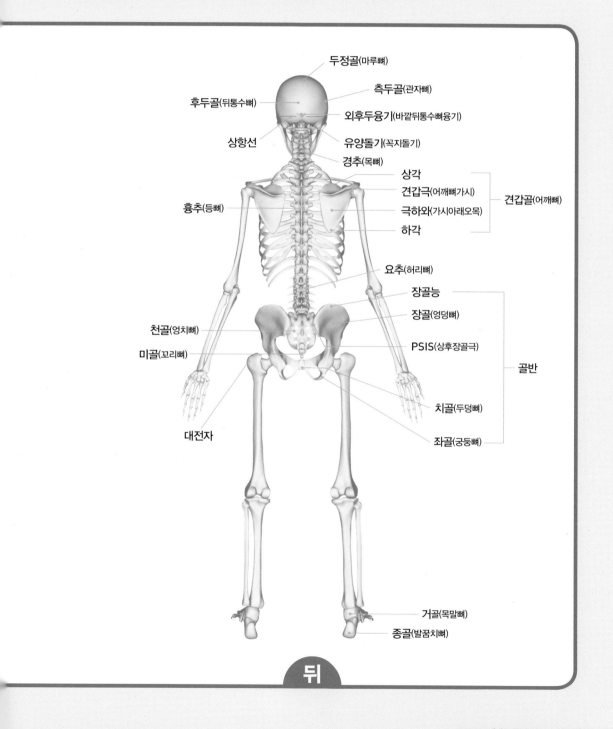

두정골(마루뼈)

측두골(관자뼈)

후두골(뒤통수뼈)

외후두융기(바깥뒤통수뼈융기)

상항선

유양돌기(꼭지돌기)

경추(목뼈)

상각

견갑극(어깨뼈가시)

흉추(등뼈)

극하와(가시아래오목)

견갑골(어깨뼈)

하각

요추(허리뼈)

장골능

장골(엉덩뼈)

천골(엉치뼈)

PSIS(상후장골극)

미골(꼬리뼈)

골반

치골(두덩뼈)

대전자

좌골(궁둥뼈)

거골(목말뼈)

종골(발꿈치뼈)

뒤

# 우리 몸의 주요 근육

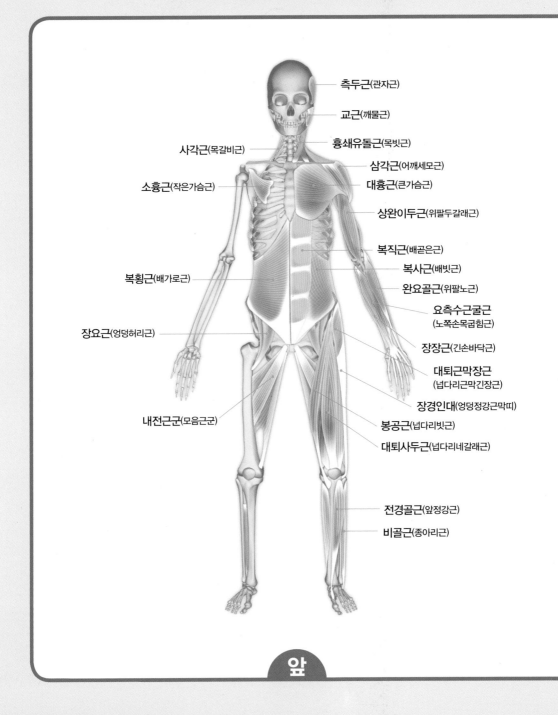

측두근(관자근)

교근(깨물근)

사각근(목갈비근)

흉쇄유돌근(목빗근)

삼각근(어깨세모근)

소흉근(작은가슴근)

대흉근(큰가슴근)

상완이두근(위팔두갈래근)

복직근(배곧은근)

복사근(배빗근)

복횡근(배가로근)

완요골근(위팔노근)

요측수근굴근
(노쪽손목굽힘근)

장요근(엉덩허리근)

장장근(긴손바닥근)

대퇴근막장근
(넙다리근막긴장근)

장경인대(엉덩정강근막띠)

내전근군(모음근군)

봉공근(넙다리빗근)

대퇴사두근(넙다리네갈래근)

전경골근(앞정강근)

비골근(종아리근)

앞

전신 근육도를 참고하여 근육의 위치와 형태, 근육 간의 연결 등을 외워놓으면 유용합니다.

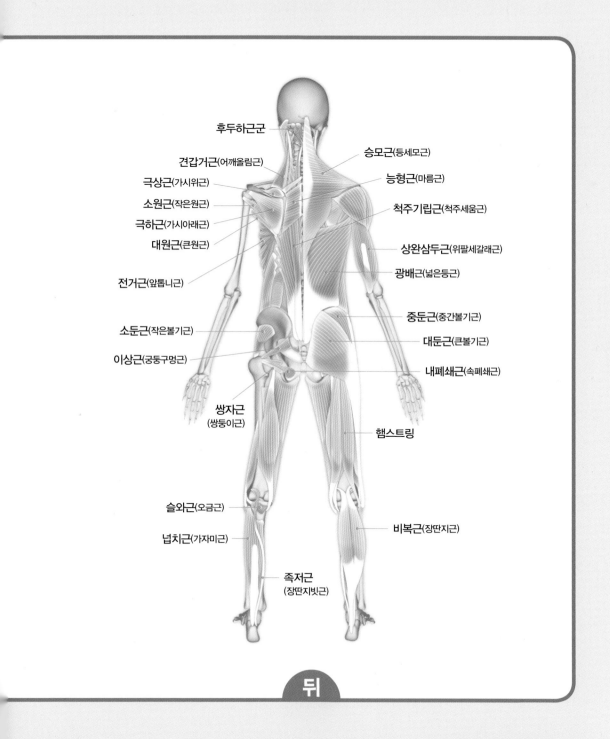

후두하근군

견갑거근(어깨올림근)

극상근(가시위근)

소원근(작은원근)

극하근(가시아래근)

대원근(큰원근)

전거근(앞톱니근)

소둔근(작은볼기근)

이상근(궁둥구멍근)

쌍자근
(쌍둥이근)

슬와근(오금근)

넙치근(가자미근)

족저근
(장딴지빗근)

승모근(등세모근)

능형근(마름근)

척주기립근(척주세움근)

상완삼두근(위팔세갈래근)

광배근(넓은등근)

중둔근(중간볼기근)

대둔근(큰볼기근)

내폐쇄근(속폐쇄근)

햄스트링

비복근(장딴지근)

뒤

# 책에서 소개하는 **경혈 & 경락도**

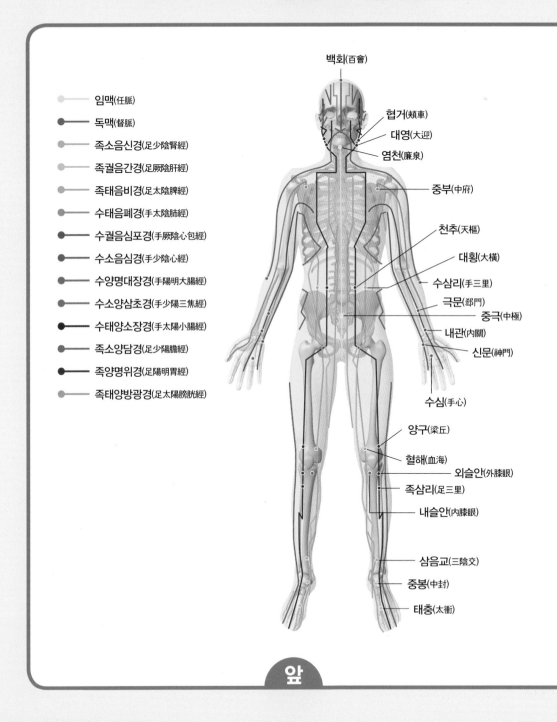

임맥(任脈)

독맥(督脈)

족소음신경(足少陰腎經)

족궐음간경(足厥陰肝經)

족태음비경(足太陰脾經)

수태음폐경(手太陰肺經)

수궐음심포경(手厥陰心包經)

수소음심경(手少陰心經)

수양명대장경(手陽明大腸經)

수소양삼초경(手少陽三焦經)

수태양소장경(手太陽小腸經)

족소양담경(足少陽膽經)

족양명위경(足陽明胃經)

족태양방광경(足太陽膀胱經)

백회(百會)

협거(頰車)

대영(大迎)

염천(廉泉)

중부(中府)

천추(天樞)

대횡(大橫)

수삼리(手三里)

극문(郄門)

중극(中極)

내관(內關)

신문(神門)

수심(手心)

양구(梁丘)

혈해(血海)

외슬안(外膝眼)

족삼리(足三里)

내슬안(內膝眼)

삼음교(三陰交)

중봉(中封)

태충(太衝)

앞

아래 그림은 중의학에서 말하는 인체의 에너지 시스템인 '경혈'과 '경락'입니다. 이 책의 마사지 처방전에 나오는 38개의 경혈과 에너지가 흐르는 길인 경락을 소개합니다.

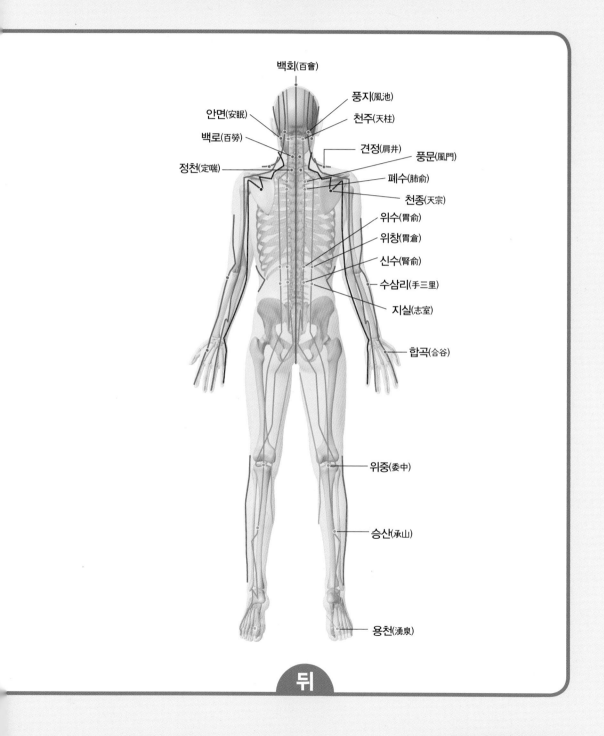

백회(百會)

풍지(風池)

안면(安眠)

천주(天柱)

백로(百勞)

견정(肩井)

풍문(風門)

정천(定喘)

폐수(肺俞)

천종(天宗)

위수(胃俞)

위창(胃倉)

신수(腎俞)

수삼리(手三里)

지실(志室)

합곡(合谷)

위중(委中)

승산(承山)

용천(湧泉)

뒤

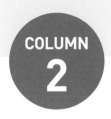

# 마사지의 달인, 마사지의 하수

마사지를 받아보면 잘하는 사람과 못하는 사람의 차이를 느끼게 됩니다. 누군가에게 마사지할 때 방법이 서툴면, 제 딴에는 아무리 열심히 한다 해도 상대방은 시원함은커녕 불편함을 느낄 수 있습니다. 그럼 실전에서 마사지를 잘하느냐 못하느냐는 무엇에서 차이가 날까요? 기술의 차이는 어디에서 비롯될까요?

우선은 목표하는 부위를 정확하게 짚었느냐가 중요합니다. 마사지 포인트를 벗어나 있으면 아무리 정성스럽게 시술할지라도 제대로 된 효과를 내기 어렵습니다.

그리고 그보다 더 중요한 것이 시술 중의 감각에 귀 기울이는 것입니다. 시술할 때의 반응은 사람마다 천차만별입니다. 전문 마사지사는 손으로 느끼는 감촉과 반응을 그때그때 확인하면서 마사지의 강도와 양을 조절합니다. 피시술자가 어떻게 느끼고 그의 몸이 어떻게 반응하는지 세심히 살피면서 최적의 자극이 될 수 있도록 미세하게 강도를 조절하지요.

그래서 제가 생각하는 마사지를 잘하는 사람이란 '자신 또는 타인의 감각에 민감하게 반응할 줄 아는 사람'입니다. 마사지가 숙련되지 않은 사람은 "여기가 시원해. 이 정도는 해줘야 효과가 좋아." 하며 자기 시술을 강요하는 경향이 있습니다. 음식이 맛있으려면 화력과 소금간의 조절이 가장 중요하다고 합니다. 마사지도 이와 똑같습니다. 자극의 양과 접근 방법을 적절하게 선택하고 가감하는 것이 중요합니다.

차가운 손으로 몸을 만지거나 거칠게 다루지 않도록 상대를 배려하는 마음을 항시 가지는 것도 '마사지의 달인'에게 중요한 덕목임은 말할 필요도 없겠습니다.

# PART 3

· · ·

## 마사지 처방전 1
# 어깨 결림 · 요통

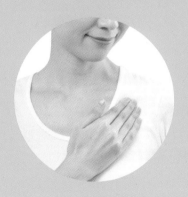

: 무심코 반복되는 습관에서 시작되어
서서히 일상을 무너뜨리는 통증

# **어깨 결림**에는 가슴 위쪽을
# **요통**에는 허벅지 뒤쪽을 주무른다고요?

• • •

근육이 뭉친 듯한 감각이나 결림, 쑤시는 듯한 몸의 통증 가운데 사람들이 가장 흔히 괴로움을 호소하는 것이 어깨 결림과 요통일 것입니다. '어깨가 결린다', '허리가 쑤신다'와 같은 말은 나이 든 사람뿐만 아니라 비교적 젊은 연령층에서도 쉽게 들을 수 있는 말이지요.

어깨 결림과 요통으로 고생하는 사람들이 이처럼 많은 이유는, 생활습관의 영향을 가장 크게 받는 부위가 바로 어깨와 허리이기 때문입니다. 현대인은 앉거나 선 채 장시간 같은 자세로 일하는 경우가 많습니다. 편식이나 불규칙한 식사처럼 잘못된 식습관, 대인관계에서 받는 스트레스도 몸에 지대한 영향을 미칩니다. 그리고 외장(운동기와 피부), 마음, 내장이라는 3가지 문제가 복잡하게 얽혀 결림과 통증이 발병하기 쉬운 부위가 바로 어깨와 허리입니다.

어깨 결림과 요통이 생기는 직접적인 원인은 사람마다 모두 다릅니다. 얕은 호흡이 골격과 자율신경에 영향을 미치면서 어깨에 과부하가 걸려 통증이 발생할 수도 있으며, 다리의 긴장 때문에 골반이 틀어지면 허리에 악영향을 미칠 수도 있습니다. 어깨가 아픈데 가슴 위쪽을, 허리가 아픈데 허벅지 뒤쪽을 풀어주면 증상이 개선되는 이유 이 때문입니다. 이번 파트에서는 어깨 결림 및 요통을 유발하는 다양한 원인을 짚어보고, 각각의 원인별 증상을 해소하는 구체적인 마사지를 처방합니다.

## 어깨 결림을 해소하는 마사지

- 빗장뼈 아래를 누른다 ➡ 58쪽
- 수삼리를 누른다 ➡ 60쪽
- 어깨(승모근)를 누른다 ➡ 61쪽
- 어깨뼈와 척주 사이를 문지른다 ➡ 62쪽
- 목~어깨(견갑거근)를 주무른다 ➡ 63쪽

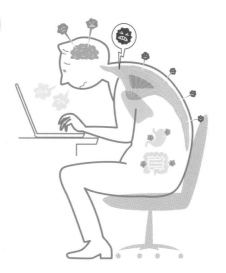

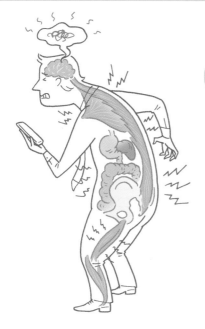

## 요통을 해소하는 마사지

- 정강이(정강뼈 안쪽)를 주무른다 ➡ 68쪽
- 아킬레스건을 꼬집는다 ➡ 69쪽
- 허리 부근(흉요근막)을 꼬집는다 ➡ 70쪽
- 엉덩이(천장관절)를 누른다 ➡ 71쪽
- 엉덩이(중 · 소둔근)를 누른다 ➡ 72쪽
- 허벅지 뒤쪽을 누른다 ➡ 74쪽
- 무릎 뒤쪽을 누른다 ➡ 76쪽

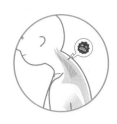

# 어깨 결림 원인과 처방

**원인** | 어깨 결림을 유발하는 원인은 매우 다양합니다. 자세 불량, 스트레스, 위장 기능 저하 등 어느 하나로 단정 짓기가 무척 어렵습니다. 여러 가지 문제가 서로 연관을 이루면서 어깨 주변의 긴장을 유발합니다.

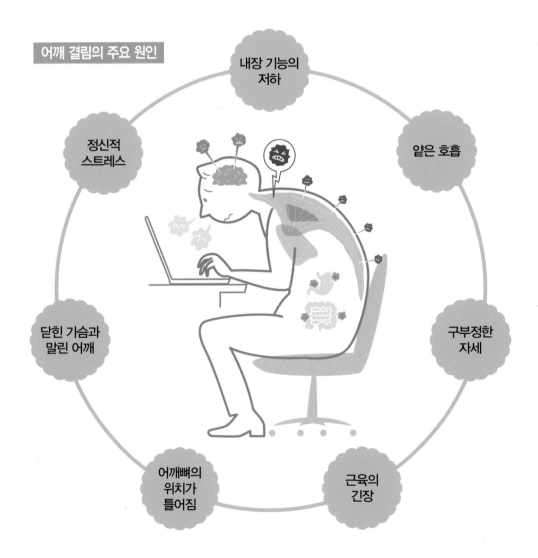

어깨 결림의 주요 원인

- 내장 기능의 저하
- 정신적 스트레스
- 얕은 호흡
- 닫힌 가슴과 말린 어깨
- 구부정한 자세
- 어깨뼈의 위치가 틀어짐
- 근육의 긴장

A

스트레스 때문에 얕은 호흡을 하면 가슴이 앞쪽으로 닫히게 되고, 어깨 주변 근육이 긴장되어 뭉친다. 빗장뼈 아래에는 호흡과 관련한 근육이 집중되어 있으며, 호흡 개선 효과가 있는 '중부(中府)' 경혈이 있다. 이 부위를 풀어주면 가슴이 열리면서 호흡이 편안해진다.

➡ 빗장뼈 아래를 누른다

통증 원인

B

스트레스로 위와 장의 기능이 약해지면 자세가 구부정해지면서 어깨 주변 근육이 긴장된다. '수삼리(手三里)' 경혈을 자극하면 위장 기능에 관여하는 경락인 수양명대장경(手陽明大腸經)'이 자극되면서 저하된 기능을 개선해 준다. 그 결과 자세가 펴지고 근육 긴장이 완화된다.

➡ 수삼리를 누른다

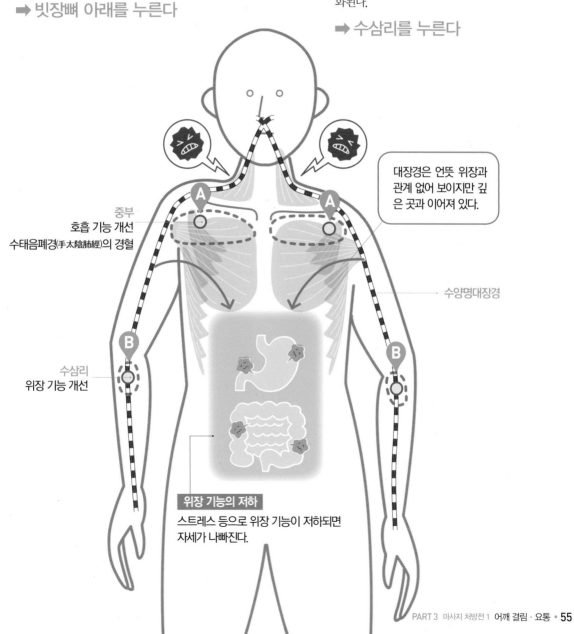

대장경은 언뜻 위장과 관계 없어 보이지만 깊은 곳과 이어져 있다.

중부
호흡 기능 개선
수태음폐경(手太陰肺經)의 경혈

수양명대장경

수삼리
위장 기능 개선

위장 기능의 저하
스트레스 등으로 위장 기능이 저하되면 자세가 나빠진다.

책상 앞에 오래 앉아 있으면 구부정한 자세가
버릇으로 굳어지기 쉽다. 앞으로 치우친 머리
무게를 지탱하기 위해 목 뒤부터 어깨에 이르
는 부위에 과중한 부담이 가해지고, 승모근
이 긴장된다. 이처럼 경직된 부위를 직접 풀
어줌으로써 결림을 완화할 수 있다.

➡ 어깨(승모근)를 누른다

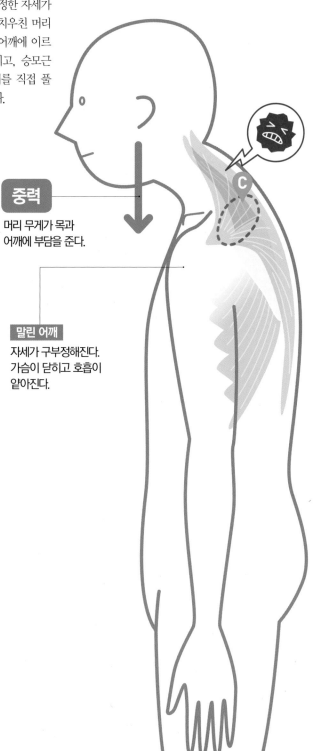

**중력**

머리 무게가 목과
어깨에 부담을 준다.

**말린 어깨**

자세가 구부정해진다.
가슴이 닫히고 호흡이
얕아진다.

## D

어깨뼈와 척주 사이의 근육(능형근)이 지나치게 긴장하면 어깨뼈의 좌우 균형이 무너지면서 결림이 발생한다. 여기에 호흡이 얕아지면 어깨 주위의 근육은 더욱 긴장한다. 뭉친 부위를 풀어주면 어깨뼈를 정상 위치로 되돌리고 이완 효과도 기대할 수 있다.

➡ **어깨뼈와 척주 사이를 문지른다**

## E

어깨뼈 위쪽부터 목으로 연결되는 견갑거근이 경직되면 어깨뼈가 당겨지면서 과도한 근육 긴장과 혈류의 정체가 생길 수 있는데 이것이 어깨 결림을 유발한다. 어깨뼈 위치가 정상으로 돌아오면 목~어깨 주위의 혈액 순환이 촉진된다.

➡ **목~어깨(견갑거근)를 주무른다**

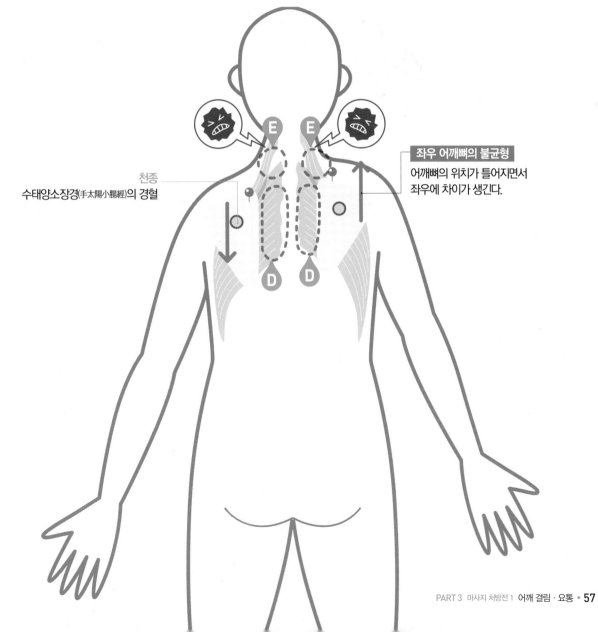

천종
수태양소장경(手太陽小腸經)의 경혈

**좌우 어깨뼈의 불균형**
어깨뼈의 위치가 틀어지면서 좌우에 차이가 생긴다.

마사지 처방

# A

# 빗장뼈 아래를 누른다

셀프 마사지 👤 | 강도 ●●○ | 손 모양 세 손가락 | 방식 누르기(원 그리기)

## 구부정한 자세가 바로 펴지면 호흡이 편해진다

스트레스로 인해 호흡이 얕아지면 빗장뼈 아래의 소흉근과 대흉근, 쇄골하근 등이 긴장되면서 어깨를 앞으로 당기므로 어깨가 말리는 원인이 됩니다. 가슴을 열어주면 자세가 바르게 펴지고 호흡과 관계된 중부 혈이 함께 자극됩니다.

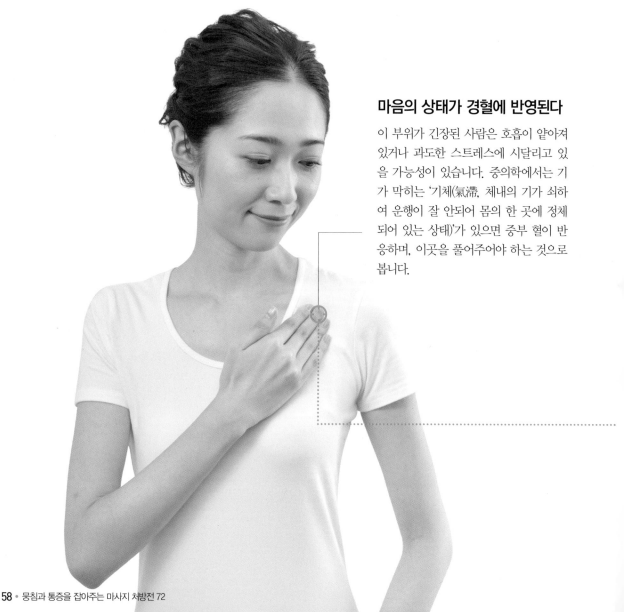

## 마음의 상태가 경혈에 반영된다

이 부위가 긴장된 사람은 호흡이 얕아져 있거나 과도한 스트레스에 시달리고 있을 가능성이 있습니다. 중의학에서는 기가 막히는 '기체(氣滯, 체내의 기가 쇠하여 운행이 잘 안되어 몸의 한 곳에 정체되어 있는 상태)'가 있으면 중부 혈이 반응하며, 이곳을 풀어주어야 하는 것으로 봅니다.

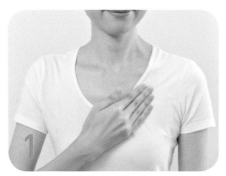

빗장뼈 아래의 포인트 영역에 세 손가락을 댄다. 왼
쪽은 오른손을 사용한다.

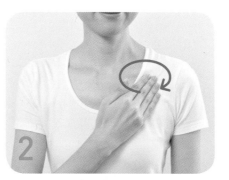

세 손가락으로 압을 가하면서 원을 그리듯이 문지른
다. 단단한 결절이 느껴지면 집중적으로 마사지한다.

## 손 동작은 이렇게

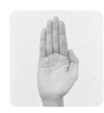

세 손가락을 중심으로
손끝과 손가락 안쪽을 사용해
원을 그리며 문지른다.

**포인트 영역은 여기!**

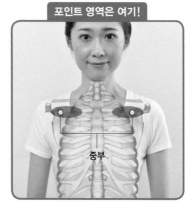

중부

빗장뼈, 오구돌기, 갈비뼈를 찾아 주변에서
오목하게 들어간 부분을 마사지한다.

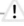

오구돌기는 어깨뼈의 까마귀 부리처럼
앞으로 튀어나온 부분이다. 매우 민감
한 부위이므로 절대로 누르지 말 것!

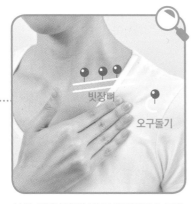

빗장뼈

오구돌기

상하, 좌우, 대각선으로 움직이며 누르면
뭉친 듯한 경결을 쉽게 찾을 수 있다!

# B 수삼리를 누른다

셀프 마사지 👤 | 강도 ●●○○ | 손 모양 지렛대(엄지를 중심으로 잡는다) | 방식 주무르기

## 내장 기능을 개선하고 자세를 바르게 만든다

팔꿈치 조금 아래, 아래팔에서 가장 볼록한 부위 중 햇볕에 잘 타는 라인의 바깥쪽에 '수삼리' 혈이 있습니다. 경락의 연결로 위장의 기능을 개선하고 간접적으로 자세를 교정합니다.

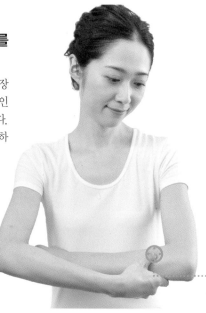

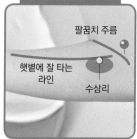

**포인트 영역은 여기!**

팔꿈치 주름

햇볕에 잘 타는 라인

수삼리

팔꿈치 근육이 볼록한 부위 중 햇볕에 잘 타는 라인 바깥쪽을 자극한다.

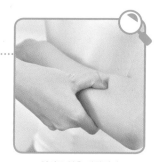

엄지로 압을 가하면서 손목을 회전시켜 누른다 좌우의 반응 차이를 확인한다.

### 손 동작은 이렇게

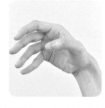

엄지 끝을 세워서 포인트 영역에 대고 움켜잡는다. 손목을 회전해 압을 가한다.

**전문가 테크닉** 배워 봅시다

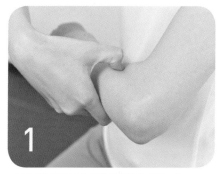

**1**

수삼리에 엄지를 대고 팔 전체를 움켜잡는다.

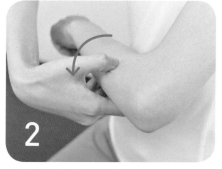

**2**

엄지로 압을 가하고 손목을 위아래로 회전시킨다.

마사지 처방

## C

# 어깨(승모근)를 누른다

셀프 마사지 👤 | 강도 ●●● | 손 모양 세 손가락 | 방식 누르기(지속압 30초)

## 원인 부위를 효과적으로 풀어준다

목부터 어깨에 이르는 승모근은 자세가 구부정하면 머리의 하중을 그대로 받습니다. 자연히 근육이 경직되고 혈액 순환이 나빠져 어깨 결림을 유발하는 직접적인 원인이 됩니다. 어깨 질환과 관련 있는 대표적인 경혈 '견정(肩井)'도 이 부위에 있으므로 직접 풀어줍니다.

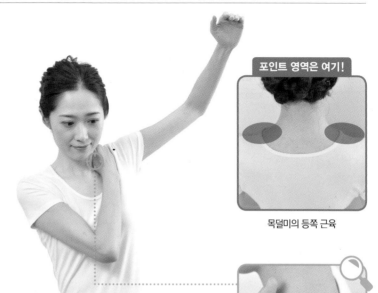

**포인트 영역은 여기!**

목덜미의 등쪽 근육

세 손가락으로 압을 가하면서
팔을 앞뒤로 돌리면
체액 순환이 좋아진다.

## 손 동작은 이렇게

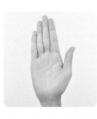

3개의 손가락 끝으로
포인트 영역을 누른 상태에서
팔을 앞뒤로 돌린다!

### 전문가 테크닉 배워 봅시다

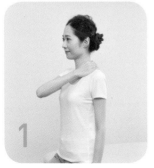

**1** 앉은 상태에서 세 손가락으로 포인트 영역에 압을 가한다.

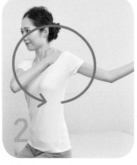

**2** 압을 가하면서 앞쪽으로 팔을 크게 돌린다.

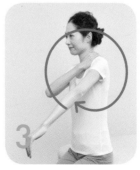

**3** 다시 뒤로 크게 돌린다. 약 30초간 동작을 유지한다.

마사지 처방

# D

# 어깨뼈와 척주 사이를 문지른다

**파트너 마사지** 👫 | **강도** ●○○ | **손 모양** 손목뼈 | **방식** 문지르기

## 만성 증상이 나타나기 쉬운 곳

어깨 결림에 만성적인 스트레스와 피로감까지 겪고 있다면 어깨뼈와 척주 사이에도 통증이 있을 수 있습니다. 이 부위를 풀어주면 갈비뼈의 움직임과 호흡 기능을 개선할 뿐 아니라 위장 기능에도 좋은 영향을 줄 수 있습니다. 흐트러진 자세를 교정하는 효과도 있습니다.

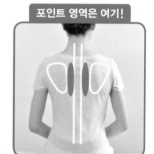

**포인트 영역은 여기!**

어깨뼈와 척주 사이를 자극한다.

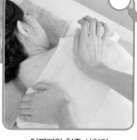

어깨뼈와 척주 사이의 갈비뼈가 튀어나온 부분을 찾아 주변을 집중적으로 문지른다.

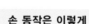

### 손 동작은 이렇게

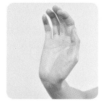

손목뼈를 중심으로 좌우로 흔드는 느낌으로 가볍게 압을 가하면서 문지른다.

전문가 테크닉 **배워 봅시다**

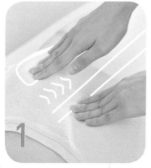

**1** 척주와 어깨뼈의 위치를 확인한다. 그 사이로 갈비뼈가 튀어나온 부위를 찾는다.

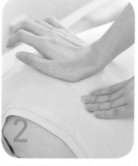

**2** 포인트 영역에 손목을 대고, 좌우로 흔들면서 문지른다.

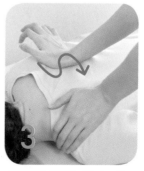

**3** 지압점을 이동시키면서 포인트 영역 주변을 함께 문지른다.

# 목~어깨(견갑거근)를 주무른다

마사지 처방 E

파트너 마사지 👥 | 강도 ●●● | 손 모양 지렛대 | 방식 주무르기(간헐압 5초)

## 어깨 결림이 있는 사람은 대개 어깨 근육이 굳어 있다

목과 어깨뼈를 연결하는 근육인 견갑거근은 스트레스나 자세 불량, 내장 질환이 있으면 쉽게 경직됩니다. 어깨 결림이 있는 사람은 이 부위가 단단히 뭉친 경우가 많습니다. 어깨뼈를 위로 끌어올리는 기능이 있는 견갑거근은 어깨 위치 교정에 무척 중요하므로 잘 풀어줘야 합니다.

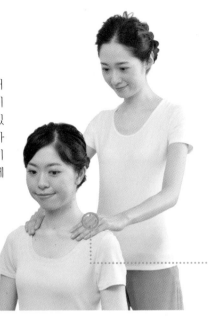

**포인트 영역은 여기!**

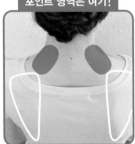

목부터 어깨뼈의 상각(안쪽 정점)을 잇는 근육

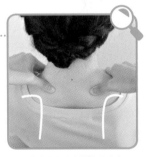

어깨뼈의 상각을 찾아내어 그 끝부분의 조금 안쪽에 엄지를 댄다.

### 손 동작은 이렇게

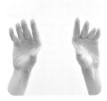

빗장뼈에 네 손가락을 걸치고 손목 회전을 이용해서 엄지로 압을 가한다.

### 전문가 테크닉 배워 봅시다

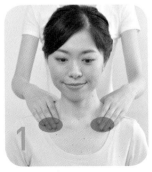

**1** 네 손가락을 빗장뼈에 가볍게 얹는다.

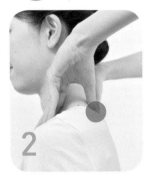

**2** 포인트 영역에 엄지를 댄다.

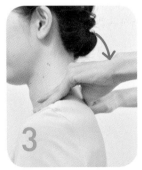

**3** 손목을 아래로 꺾으면서 엄지로 5초간 압을 가한다. 5회 정도 반복한다.

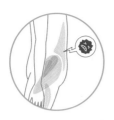

# 요통 원인과 처방

**원인** | 요통은 스트레스, 근육·골격의 이상, 내장의 기능 저하가 주요 원인입니다. 다리 문제가 허리에도 영향을 미치면서 부담이 가중되고 골격이 틀어질 수 있습니다. 여기에 혈류 등 체액 순환 불량이 더해지면 심한 요통이 나타나기도 합니다.

**요통의 주요 원인**

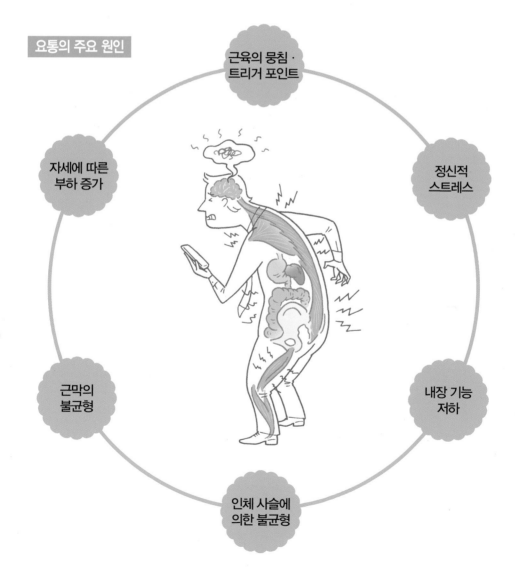

근육의 뭉침·트리거 포인트

자세에 따른 부하 증가

정신적 스트레스

근막의 불균형

내장 기능 저하

인체 사슬에 의한 불균형

중의학에서 정강뼈 안쪽 부위는 간, 신장과
연관이 깊다. 근막과 경락(족소음신경, 足少
陰腎經)이 허리와 연결되어 있어 걸음걸이나
자세 유지에도 영향을 미친다. 이 부위를 풀
어주면 자세 교정과 내장 기능을 개선을 기대
할 수 있다.

**➡ 정강이(정강뼈 안쪽)를 주무른다**

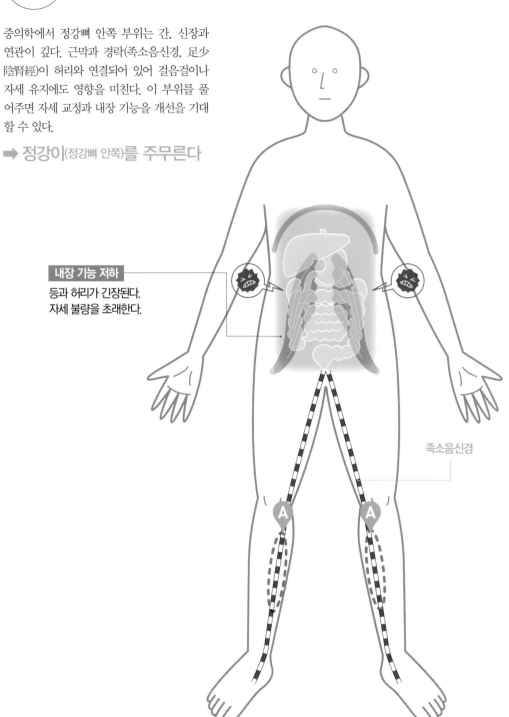

**내장 기능 저하**
등과 허리가 긴장된다.
자세 불량을 초래한다.

족소음신경

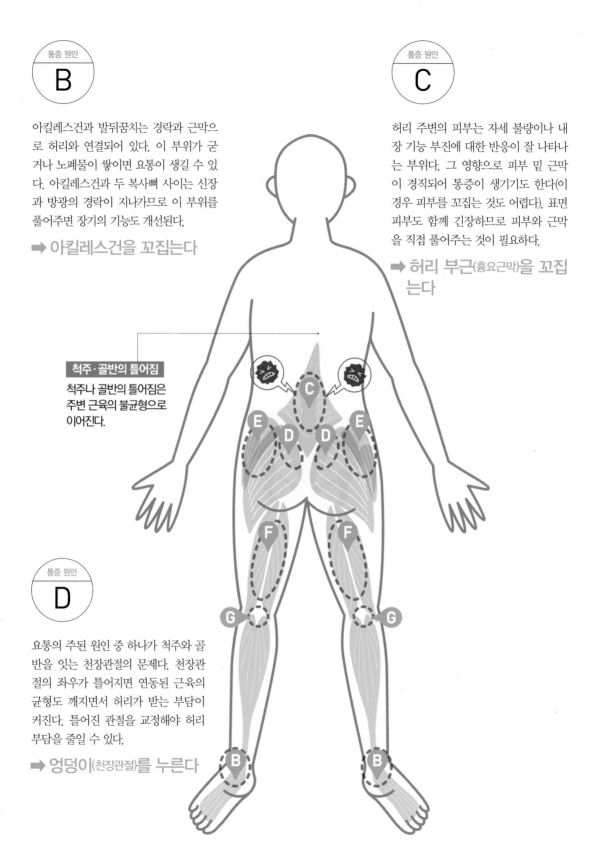

아킬레스건과 발뒤꿈치는 경락과 근막으로 허리와 연결되어 있다. 이 부위가 굳거나 노폐물이 쌓이면 요통이 생길 수 있다. 아킬레스건과 두 복사뼈 사이는 신장과 방광의 경락이 지나가므로 이 부위를 풀어주면 장기의 기능도 개선된다.

➡ 아킬레스건을 꼬집는다

**척주 · 골반의 틀어짐**
척주나 골반의 틀어짐은 주변 근육의 불균형으로 이어진다.

허리 주변의 피부는 자세 불량이나 내장 기능 부진에 대한 반응이 잘 나타나는 부위다. 그 영향으로 피부 밑 근막이 경직되어 통증이 생기기도 한다(이 경우 피부를 꼬집는 것도 어렵다). 표면 피부도 함께 긴장하므로 피부와 근막을 직접 풀어주는 것이 필요하다.

➡ 허리 부근(흉요근막)을 꼬집는다

요통의 주된 원인 중 하나가 척주와 골반을 잇는 천장관절의 문제다. 천장관절의 좌우가 틀어지면 연동된 근육의 균형도 깨지면서 허리가 받는 부담이 커진다. 틀어진 관절을 교정해야 허리 부담을 줄일 수 있다.

➡ 엉덩이(천장관절)를 누른다

통증 원인

# E

엉덩이의 중·소둔근은 걷거나 서는 동작에 중요한 역할을 한다. 여기에 트리거 포인트가 형성되면 저림이나 통증이 생길 수 있다. 운동으로 인한 손상은 물론 여성 질환이나 소화기계 질환, 정신적 스트레스 때문에 통증이 생기기도 한다. 골반의 틀어짐과 움직임에 영향을 미치므로 요통 개선에 빠질 수 없는 부위다.

➡ 엉덩이(중·소둔근)를 누른다

통증 원인

# F

허벅지 뒤쪽 부위는 경락(족태양방광경, 足太陽膀胱經)과 근막으로 허리와 연결되어 있다. 설사 같은 장 문제가 생기면 과도하게 긴장하기도 한다. 골반 기울기와 연관이 깊고 좌우의 차이가 잘 생긴다. 균형을 잡아주어야 허리 통증을 줄일 수 있다.

➡ 허벅지 뒤쪽을 누른다

통증 원인

# G

경락과 근막으로 허리와 연결되어 있다. 무릎 뒤쪽에는 림프절이 모여 있어 노폐물이 정체되기 쉬운데, 이 경우 종아리나 허벅지 뒤쪽 근육이 긴장되고 동작이나 자세에 영향을 미쳐 허리 통증을 유발할 수 있다. 무릎 뒤쪽을 눌러주면 체액 순환이 촉진되고 자세가 좋아진다.

➡ 무릎 뒤쪽을 누른다

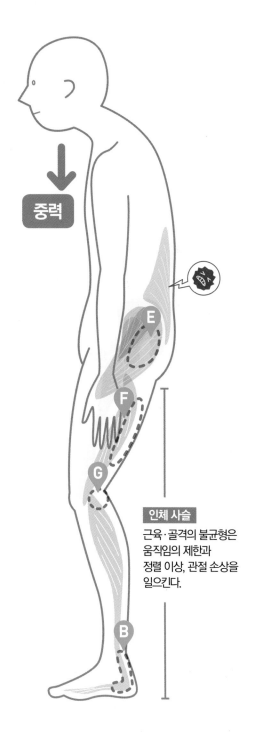

중력

인체 사슬
근육·골격의 불균형은 움직임의 제한과 정렬 이상, 관절 손상을 일으킨다.

마사지 처방

# A

# 정강이(정강뼈 안쪽)를 주무른다

셀프 마사지 🧍 | 강도 ●●● | 손 모양 지렛대 | 방식 주무르기

## 걸음걸이나 자세 교정에 효과가 있다

정강이의 정강뼈 안쪽 라인은 몸의 축을 이루는 중요 부위로, 걸음걸이나 자세 유지에 큰 역할을 담당합니다. 경락으로 골반 내부와 깊이 이어져 있어 이 부위를 풀어주면 내장 기능을 개선하고 자세나 움직임을 교정해 요통을 다스릴 수 있습니다.

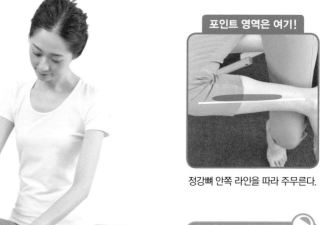

**포인트 영역은 여기!**

정강뼈 안쪽 라인을 따라 주무른다.

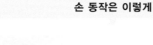

## 손 동작은 이렇게

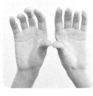

정강뼈 바깥에 네 손가락을 걸치고 엄지를 포인트 영역에 댄 채 손목을 꺾는 것이 요령.

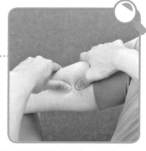

포인트 영역에 엄지를 대고 손목을 꺾으면서 지렛대의 원리를 이용해 엄지로 압을 가한다!

전문가 테크닉 **배워 봅시다**

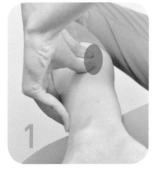

**1** 정강뼈 바깥쪽에 네 손가락을 걸치고 뼈의 안쪽 끝에 엄지를 댄다.

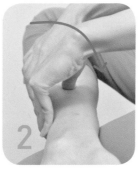

**2** 엄지를 댄 채 손목을 꺾으면서 압을 5초 정도 가한다.

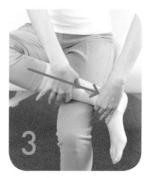

**3** 정강뼈 안쪽 라인을 따라 전체적으로 압을 가한다.

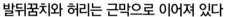

마사지 처방

# B

# 아킬레스건을 꼬집는다

셀프 마사지 👤 | 강도 ●●● | 손 모양 **다섯 손가락** | 방식 **꼬집기(슬라이드)**

## 발뒤꿈치와 허리는 근막으로 이어져 있다

아킬레스건과 발뒤꿈치는 근막의 후방선과 연결되어 있으므로 이 부위가 긴장되면 요통이 생길 수 있습니다.

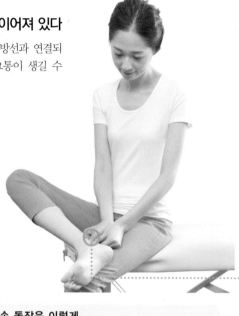

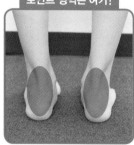

**포인트 영역은 여기!**

아킬레스건부터 발뒤꿈치를 풀어준다.

### 손 동작은 이렇게

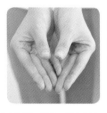

네 손가락으로 아래를 받치고 엄지를 중심으로 꼬집으며 압을 가한다.

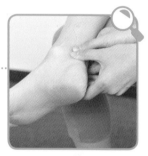

안쪽 복사뼈의 조금 위부터 발뒤꿈치의 뼈까지 꼬집으며 5회 왕복한다.

전문가 테크닉 **배워 봅시다**

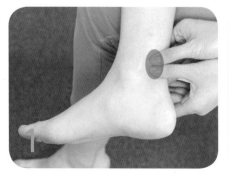

안쪽 복사뼈의 조금 위쪽을 꼬집는다.

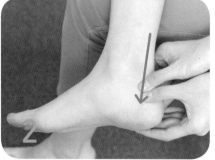

5초씩 압을 가하면서 조금씩 발뒤꿈치 쪽으로 이동한다. 5회 왕복한다.

## 마사지 처방 C

# 허리 부근(흉요근막)을 꼬집는다

셀프 마사지 🚶 | 강도 ●●● | 손 모양 다섯 손가락 | 방식 꼬집기(지속압 5~10초)

## 허리 주변의 피부도 경직된다

내장이나 심부 관절에 문제가 생기면 인접해 있는 등 부위의 피부와 피부 아래의 근막(흉요근막)까지 긴장해 굳을 수 있습니다. 허리 통증에 직접 접근하는 마사지 방식으로, 과민해진 표면의 긴장과 통증을 완화시킵니다.

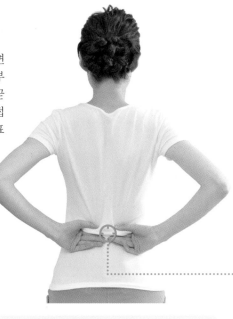

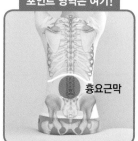

**포인트 영역은 여기!**

흉요근막

갈비뼈 밑에서 골반 위까지의 범위

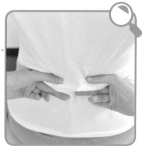

피부와 피부 아래 근막을 꼬집고 그대로 5~10초 정도 계속 압을 가한다.

### 손 동작은 이렇게

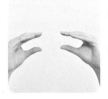

엄지와 검지로 꼬집고 나머지 세 손가락은 검지를 받치는 역할을 한다.

### 전문가 테크닉 배워 봅시다

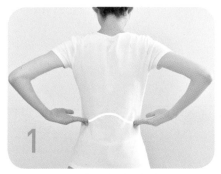

갈비뼈 아래쪽 라인의 위치를 확인한다.

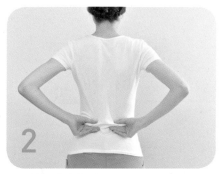

1의 라인보다 아래쪽을 꼬집고 5~10초 정도 압을 가하면서 위치를 상하로 이동한다.

# 엉덩이(천장관절)를 누른다

파트너 마사지 👫 | 강도 ●●○ | 손 모양 손목뼈 | 방식 누르기(간헐압 5초)

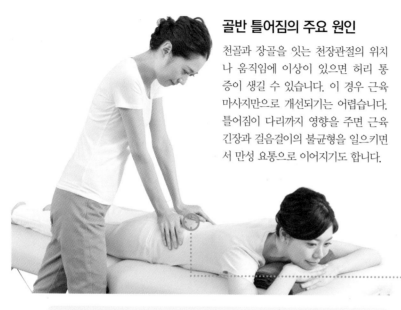

## 골반 틀어짐의 주요 원인

천골과 장골을 잇는 천장관절의 위치나 움직임에 이상이 있으면 허리 통증이 생길 수 있습니다. 이 경우 근육 마사지만으로 개선되기는 어렵습니다. 틀어짐이 다리까지 영향을 주면 근육 긴장과 걸음걸이의 불균형을 일으키면서 만성 요통으로 이어지기도 합니다.

**포인트 영역은 여기!**

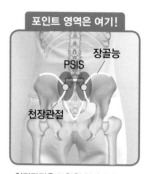

PSIS
장골능
천장관절

천장관절을 포함한 엉덩이의 중앙

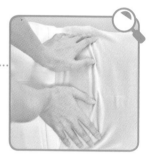

천골과 장골을 잇는 천장관절을 의식하면서 엉덩이 중앙에 압을 가한다.

## 손 동작은 이렇게

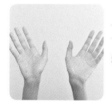

손목뼈를 살짝 안으로 향하게 하고 체중을 실어 5초간 압을 가한다.

**전문가 테크닉**  배워 봅시다

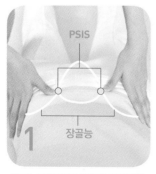

PSIS

장골능

**1**

장골능과 PSIS의 위치를 확인한다.

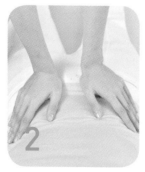

**2**

천장관절에 손목뼈를 댄다.

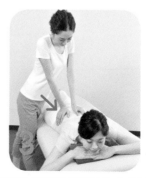

배꼽을 상대에게 가까이 대는 느낌으로 5초간 체중을 싣는다. 3~5회 반복한다.

# E 엉덩이(중·소둔근)를 누른다

파트너 마사지 👫 | 강도 ●●○ | 손 모양 아래팔 | 방식 누르기(간헐압 5초)

## 자세나 움직임의 균형과 밀접하게 연관되어 있다

중·소둔근은 대전자(골반 옆의 튀어나온 부분), 장골능(골반 윗변), ASIS(골반 앞의 튀어나온 부분), PSIS(골반 뒤의 튀어나온 부분)로 이어지는 부채꼴 영역에 있습니다. 불균형한 자세나 걸음걸이 등으로 인해 이 부위에 이상이 생기면 골반이 틀어지고 요통으로 발전할 수 있습니다.

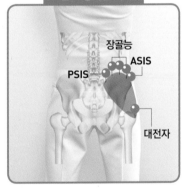

**포인트 영역은 여기!**

장골능
ASIS
PSIS
대전자

대전자, 장골능, ASIS, PSIS로 연결되는 부채꼴 영역에 중·소둔근이 있다.

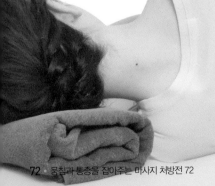

전문가
테크닉 **배워 봅시다**

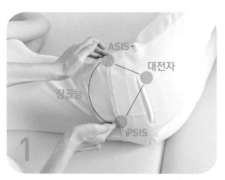

1

랜드마크가 되는 대전자, 장골능, ASIS, PSIS의 위치를 확인한다.

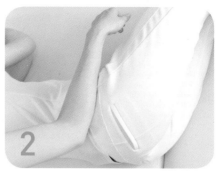

2

각 지점을 잇는 부채꼴 영역에 아래팔을 댄다.

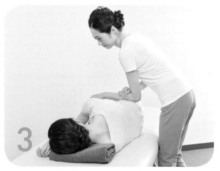

3

배꼽을 상대에게 가까이 가져가는 느낌으로 5초간 체중을 실어 지그시 누른다. 다른 손을 팔 위에 얹으면 안정된 자세를 취할 수 있다.

### 손 동작은 이렇게

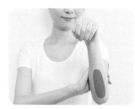

팔꿈치를 90도로 구부려서 아래팔을 댄다. 배꼽을 가까이 대는 느낌으로 5초간 체중을 싣는다!

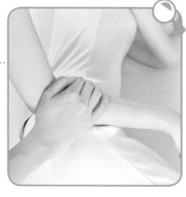

고관절과도 관련이 깊으며 트리거 포인트가 형성되기 쉬운 부위다. 주변의 랜드마크를 잘 확인할 것!

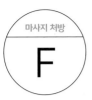

# 허벅지 뒤쪽을 누른다

파트너 마사지 👫 | 강도 ●●○ | 손 모양 손목뼈 | 방식 누르기(지속압 30초)

## 골반 틀어짐에 영향을 미친다

허벅지 뒤쪽은 경락과 근막이 허리와 이어지며. 설사 같은 장 문제
에 민감하게 반응하는 부위입니다. 이 부위가 긴장해 굳으면 엉덩
이나 종아리가 잡아 당겨져 골반이 틀어집니다.

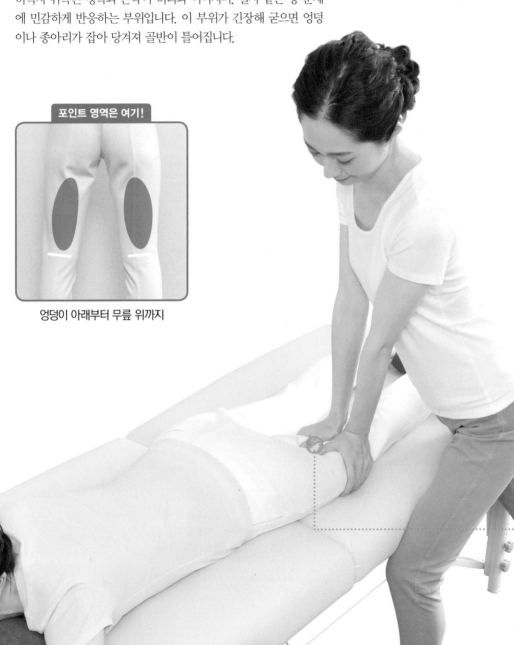

**포인트 영역은 여기!**

엉덩이 아래부터 무릎 위까지

**배워 봅시다**

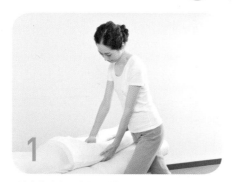

1 허벅지 아래로 네 손가락을 끼워 넣는다.

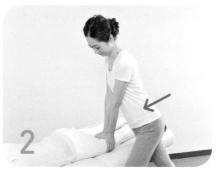

2 허벅지를 감싸듯이 잡으면서 손목뼈로 압을 가한다. 배꼽을 가까이 대는 느낌으로.

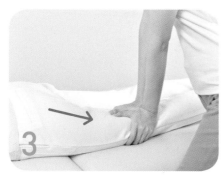

3 지압점을 조금씩 이동시키면서 30초씩 전체적으로 압을 가한다.

### 손 동작은 이렇게

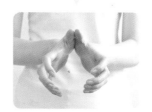

엄지를 마주 대고 손목뼈로 30초 정도 길게 압을 가한다!

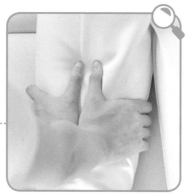

단단하게 굳은 힘줄이나 뭉친 듯한 증상이 느껴지면 계속 압을 가하면서 풀어주는 느낌으로.

# 무릎 뒤쪽을 누른다

파트너 마사지 👫 | 강도 ●○○ | 손 모양 엄지 | 방식 누르기(지속압 30초)

## 노폐물이 잘 쌓인다

무릎 뒤쪽에는 림프절이 밀집해 있어 노폐물이 잘 쌓입니다. 요통에 즉효인 '위중(委中)' 경혈도 이곳에 있습니다. 이 부위가 긴장되면 종아리와 허벅지 뒤쪽이 모두 경직되면서 무릎이 틀어지거나 요통이 발생할 수 있습니다.

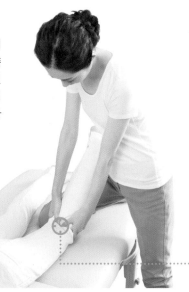

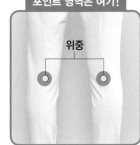

**포인트 영역은 여기!**

위중

오금 주름의 가운데 뭉친 부분을 풀어준다.

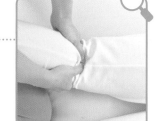

동맥, 정맥, 림프절, 신경이 밀집된 민감한 부위이므로 너무 세게 누르지 않도록 조심할 것.

### 손 동작은 이렇게

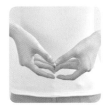

엄지 끝을 맞대고 무릎 뒤쪽의 포인트 영역에 30초 정도 압을 가한다.

**전문가 테크닉** 배워 봅시다

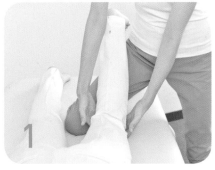

**1** 무릎을 가볍게 구부리게 한 다음 네 손가락으로 무릎을 받친다.

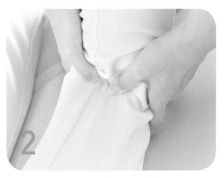

**2** 엄지를 맞대어 뭉친 경결을 찾아내고 30초가량 부드럽게 압을 가한다.

# PART 4

...

## 마사지 처방전 2
# 부위를 특정할 수 있는 통증

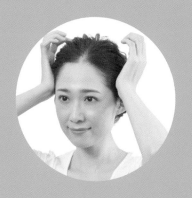

: 머리, 목~어깨, 체간, 엉덩이~다리 등 신체 부위별로
뚜렷하게 느껴지는 불편한 증상에 대하여

# '○○가 아프다'라고 명확히 느낀다면
# 원인을 찾아 적절하게 대처한다

• • •

이번 파트에서는 '머리가 아프다', '등이 아프다'처럼 통증 부위가 비교적 명확한 증상에 대한 마사지 처방법을 소개합니다.

"등이 아파서 열심히 등을 주물러봤지만, 별로 나아지는 게 없었어요." 이런 경험은 흔할 것입니다. 앞의 PART 1~2에서 설명했듯이 환부 자체가 통증의 원인이 아닐 수도 있기 때문이지요. 마사지로 효과를 거두기 위해서는 아픈 원인이 잘못된 자세 때문인지, 스트레스 때문인지, 내장 기능의 부진 때문인지를 먼저 파악하고 그에 알맞은 조치를 취하는 것이 중요합니다.

실제로 통증을 유발한 주된 원인을 찾는 가장 빠른 방법은 해당 통증에 대한 다양한 처방법을 먼저 시도해보는 것입니다. 시술 부위와 방식이 다른 마사지를 몇 가지 시술해보고 그중에 효과가 느껴지는 것이 있다면 그게 바로 현재 내 몸에 가장 필요한 마사지라 할 수 있습니다.

이번 파트에서는 크게 '머리의 통증', '목~어깨의 통증', '체간의 통증', '엉덩이~다리의 통증'으로 증상을 분류해 원인과 처방법을 자세히 소개합니다. 다양한 원인에 따른 마사지 처방 원리를 이해하고 시도해보기 바랍니다.

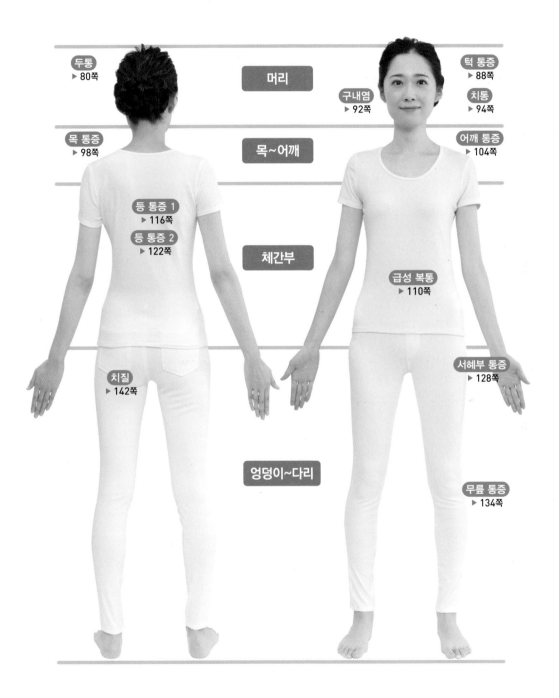

두통
▶ 80쪽

머리

턱 통증
▶ 88쪽

구내염
▶ 92쪽

치통
▶ 94쪽

목 통증
▶ 98쪽

목~어깨

어깨 통증
▶ 104쪽

등 통증 1
▶ 116쪽

등 통증 2
▶ 122쪽

체간부

급성 복통
▶ 110쪽

서혜부 통증
▶ 128쪽

치질
▶ 142쪽

엉덩이~다리

무릎 통증
▶ 134쪽

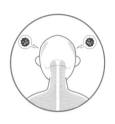

# 두통 원인과 처방

원인 ┃ ● 목이나 어깨의 뭉침 ● 나쁜 자세 ● 스트레스 ● 눈의 피로
● 내장 피로 ● 호르몬 불균형 ● 트리거 포인트(단단한 결절성 뭉침)

※ 두통은 뇌 질환 등 의사의 진찰이 필요한 경우가 있습니다. 마사지가 효능을 발휘하는 증상은 근육 긴장으로 인한 두통입니다. 편두통의 경우 마사지가 증상을 악화시킬 수도 있으므로 주의해야 합니다.

통증 원인

## A

머리가 앞으로 쏠리는 거북목 자세, 스트레스로 인한 얕은 호흡, 위장 기능 저하 등의 문제가 있으면 목 앞쪽의 흉쇄유돌근이 긴장된다. 이 상태가 오래 지속되면 트리거 포인트(21쪽)가 형성되면서 두통이 생긴다. 목 앞쪽의 긴장을 풀어줌으로써 통증을 완화시킨다.

➡ 목(흉쇄유돌근)을 꼬집는다

**정신적 스트레스**

**위장의 기능 약화**
스트레스 등의 영향으로 위장의 운동성이 만성적으로 약화되면 자세까지 흐트러질 수 있다.

승모근 상부는 트리거 포인트가 형성되기 쉬우며 관자놀이 쪽으로 통증이 방사될 수도 있다. 마사지로 지속적인 압을 가해 풀어주면 두통이 완화된다.

➡ **어깨(승모근)를 주무른다**

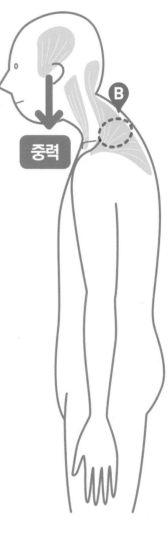

후두부 안쪽에는 머리와 목을 잇는 후두하근군이 있으며, 눈의 피로와도 연관이 깊다. 주변 근육의 긴장을 풀어주어 머리 위치를 교정하면 통증이 줄어든다.

➡ **목 위 중앙 움푹한 부위를 주무른다**

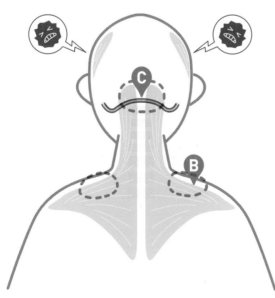

## 마사지 처방

# A

# 목(흉쇄유돌근)을 꼬집는다

**셀프 마사지** 👤 | **강도** ●●○ | **손 모양** 두 손가락 | **방식** 꼬집기(간헐압 3초 · 좌우를 차례로)

## 긴장 상태가 계속되면
## 머리 앞부분에 통증이 생긴다

바르지 못한 자세 때문에 머리가 앞으로 쏠리거나 스트레스로 인한 위장 기능 저하, 얕은 호흡 등의 영향으로 긴장 상태가 지속되면 목 앞쪽의 흉쇄유돌근에 트리거 포인트가 형성됩니다. 그 때문에 관자놀이나 눈 주위, 머리 앞쪽 부위(전두부)에 통증이 생길 수 있습니다.

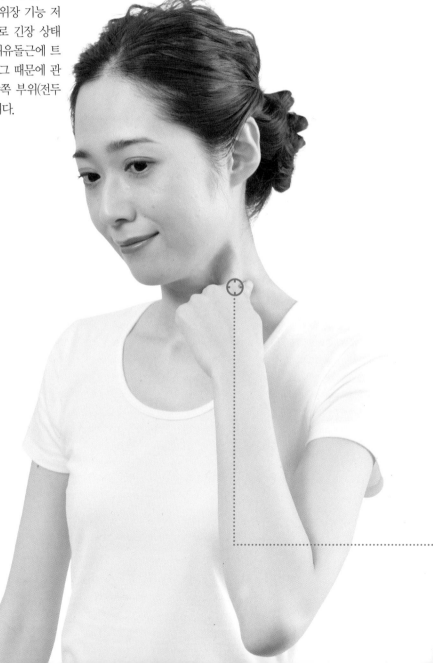

## 전문가 테크닉 | 배워 봅시다

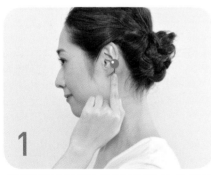

**1** 귀 뒤쪽에서 뼈가 튀어나온 부분을 찾는다. 거기에서 수직으로 내려가면 흉쇄유돌근이 있다.

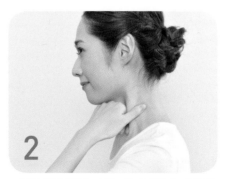

**2** 피부가 아닌 힘줄을 꼬집는다는 느낌으로 3초씩 간헐적으로 압을 가한다.

### 손 동작은 이렇게

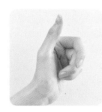

엄지와 검지의 측면을 사용해 제대로 잡는다.

**포인트 영역은 여기!**

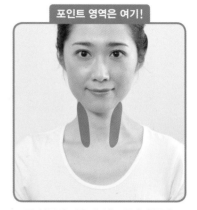

목 앞쪽의 좌우에 있는 굵은 힘줄을 꼬집는다.

⚠ 흉쇄유돌근 아래로 혈관과 신경이 있으므로 너무 강하게 주무르지 않는다. 좌우 동시에 하지 말 것.

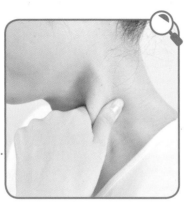

3초 동안 꼬집고, 다시 풀기를 2~3회 반복하면 긴장이 쉽게 풀어진다.

마사지 처방

# B 어깨(승모근)를 주무른다

파트너 마사지 👫 | 강도 ●●● | 손 모양 지렛대 | 방식 주무르기(지속압 5~10초)

## 어깨 근육을 직접 자극한다

'견정(肩井)' 혈이 위치한 승모근 상부는 트리거 포인트가 형성되기 쉬우며, 관자놀이 쪽으로도 통증이 방사됩니다. 머리, 목, 어깨, 등과 연결되는 근육으로 잘못된 자세에 따른 부담을 쉽게 받는 부위입니다. 지속적인 압을 가해 풀어주면 두통 증상을 완화할 수 있습니다.

**포인트 영역은 여기!**

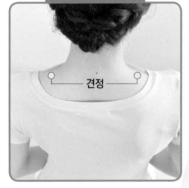

어깨 근육의 볼록한 부위를 자극한다.

**전문가 테크닉** **배워 봅시다**

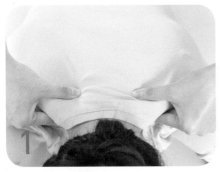

포인트 영역에 엄지를 대고 어깨 근육의 볼록한 부위를 잡는다.

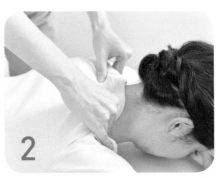

엄지를 중심으로 압을 가한다.

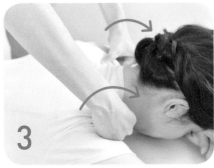

그대로 머리 쪽으로 손목을 꺾으면서 5~10초간 압을 가한다.

**손 동작은 이렇게**

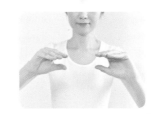

근육을 잡고 지렛대의 원리를 이용해
손목을 머리 쪽으로 꺾으면서
압을 가한다.

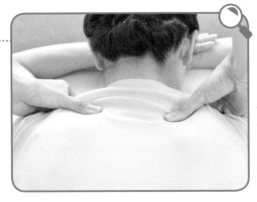

근육을 머리 쪽으로 밀어 올리는 느낌으로
움켜잡으며 압을 가한다!
이때 단단하게 뭉친 부분(경결)이 느껴지면
그 부위를 중심으로 압을 가한다.

마사지 처방

**C**

# 목 위 중앙 오목한 부위를 주무른다

파트너 마사지 👫 | 강도 ●○○ | 손 모양 다섯 손가락 | 방식 주무르기(원 그리기)

## 주로 후두부 쪽의 두통에 효과

후두부의 뼈 돌기(외후두융기) 좌우로 '상항선(上項線)'이라는 라인이 있고, 그보다 약간 아래에 후두하근군과 대·소후두신경이 모여 있습니다. 이 주위를 풀어주면 어깨와 목의 뭉침 때문에 발생했던 후두부 두통이 완화되며 몸이 이완되는 효과를 볼 수 있습니다.

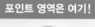

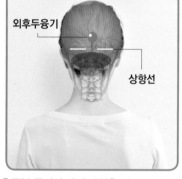

후두부 돌기의 바깥 라인을 지표로 삼는다.

## 전문가 테크닉 배워 봅시다

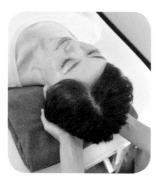

머리 아래를 두 손으로 받치고
후두부 돌기를 찾는다.

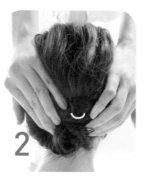

돌기 바깥쪽에 네 손가락을 대고
손끝으로 머리를 받친다.

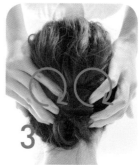

손끝으로 원을 그리면서 움직인
다(머리의 무게가 힘으로 작용).

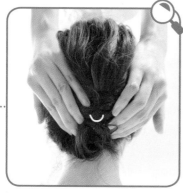

외후두융기를 찾고 그보다 약간 아래의
바깥쪽에 네 손가락을 대고 움직인다.

### 손 동작은 이렇게

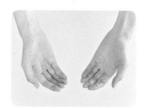

손바닥으로 머리를 받치고
네 손가락으로 가볍게 들어 올리면서
원을 그리듯이 움직인다.

## 전문가 테크닉 ▸ 이 방법도 가능

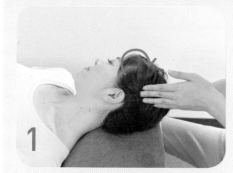

파트너의 머리를 옆으로 약간 돌린다.

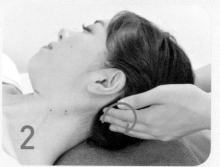

네 손가락을 포인트 영역에 대고 원을 그리며 움직인다.

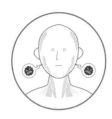

# 턱 통증 원인과 처방

**원인** ┃ ● 스트레스  ● 자세 불량  ● 이갈이 등 교합 문제  ● 만성적인 어깨 뭉침
● 교근, 측두근 등 저작근의 긴장(턱 움직임의 균형이 깨짐)

※ 턱 관절 디스크에 문제가 있는 경우도 있습니다(턱관절 장애). 입이 벌어지지 않거나 소리가 나는 등의 증상이 있을
  때는 전문의와 상담하기 바랍니다.

통증 원인

## A

수면 중 이갈이 등의 교합 문제도 턱 통증을 유
발하는 요인이다. 저작근의 하나인 측두근의 긴
장을 풀어주면 턱 통증이 완화된다.

➡ **관자놀이 · 측두근을 누른다**

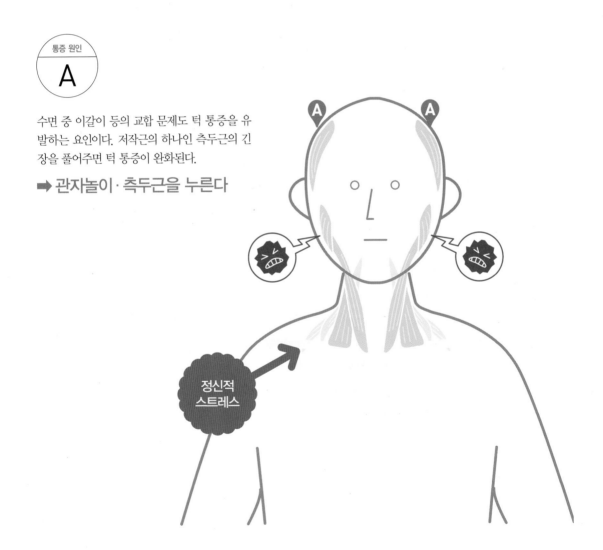

정신적
스트레스

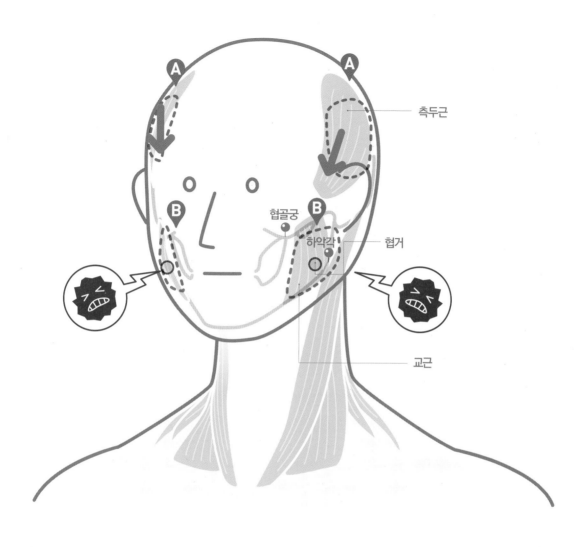

측두근

협골궁

하악각

협거

교근

통증 원인

교근은 협골궁과 하악에 붙어 있다. 하악각 주변에 있는 '협거(頰車)' 경혈은 악관절증(악관절을 움직이는 근육이나 관절의 기능에 이상이 생기는 질환) 등의 증상을 완화하는 효과도 있다. 치아의 맞물림은 좌우 불균형이 생기기 쉬운데 교근 부위를 풀어주면 그로 인한 통증이 줄어든다.

➡ **턱 부근(하악각 교근 · 협거)을 누른다**

마사지 처방

# A

# 관자놀이·측두근을 누른다

셀프 마사지 👤 | 강도 ●●○ | 손 모양 손목뼈 | 방식 누르기(원 그리기)

## 교합 문제가 턱 통증에 영향

스트레스 때문에 수면 중에 이갈이를 하거나 교합에 문제가 있으면 턱 통증이 유발될 수 있습니다. 관자놀이 주변에는 저작근인 측두근이 있는데 이 부위를 풀어주면 통증이 줄어듭니다.

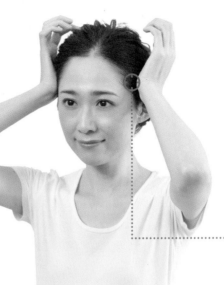

**포인트 영역은 여기!**

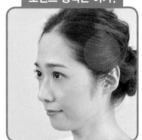

관자놀이~측두부를 자극한다.

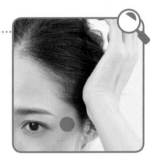

눈썹 바깥과 눈꼬리 뒤쪽을 대각선으로 이은 부분의 움푹 들어간 곳은 눈의 피로와 두통에 효과!

### 손 동작은 이렇게

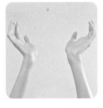

손목뼈를 대고 천천히 원을 그리며 누른다!

**전문가 테크닉** 배워 봅시다

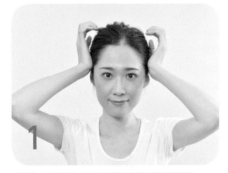

**1**

관자놀이~관자놀이 뒤쪽 측두부를 마사지한다.

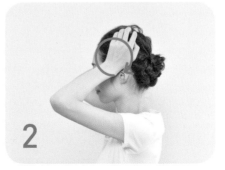

**2**

손목뼈로 원을 그리면서 조금씩 위치를 바꿔가며 전체적으로 풀어준다.

마사지 처방

# B

# 턱 주변(하악각 교근·협거)을 누른다

파트너 마사지 👫 | 강도 ●○○ | 손 모양 세 손가락 | 방식 누르기(원 그리기)

## 저작근의 좌우 불균형을 해소한다

교근은 잘못된 저작 습관으로 좌우 차이가 생기기 쉽습니다. 이 부위를 풀어주면 불균형이 교정되고 긴장이 완화됩니다. 귀밑 턱뼈 부근에 있는 '협거'는 악관절증으로 인한 통증을 조절하며, 치통 완화나 얼굴 윤곽 교정에도 효과가 있습니다.

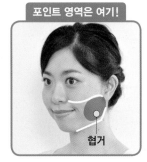

**포인트 영역은 여기!**

협거

광대뼈 밑에서 귀밑 턱뼈까지

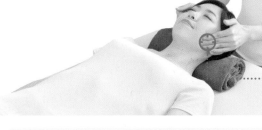

### 손 동작은 이렇게

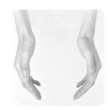

세 손가락으로
압을 가하면서
원을 그리듯이 움직인다!

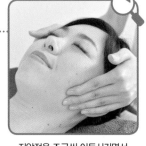

지압점을 조금씩 이동시키면서
전체적으로 풀어준다.

**전문가 테크닉** **배워 봅시다**

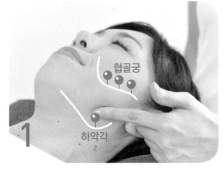

협골궁

**1** 하악각

아래턱 모서리보다 조금 앞에 있는(씹으면 볼록해지는 부분) 협거의 위치를 확인한다.

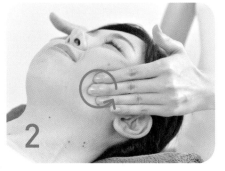

**2**

협골궁의 아래로, 협거 부위를 세 손가락으로 원을 그리며 누른다.

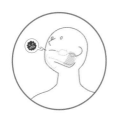

# 구내염 원인과 처방

원인 |
● 면역력 저하 ● 영양 부족 · 불규칙한 식생활 ● 육체적 · 정신적 피로
● 위장 기능 저하 ● 침 분비 저하

통증 원인
A

조금이라도 빨리 호전시키려면 침 분비를 촉진하는 것이 효과적이다. 턱밑에 있는 '염천(廉泉)' 경혈을 중심으로 좌우 바깥쪽까지 풀어준다. 턱밑에는 침샘의 하나인 턱밑샘이 있으므로 침 분비를 촉진할 수 있다. '대영(大迎)'과 '협거' 경혈은 위장 기능을 개선하는 효과도 크다.

➡ **턱밑 라인을 꼬집는다**

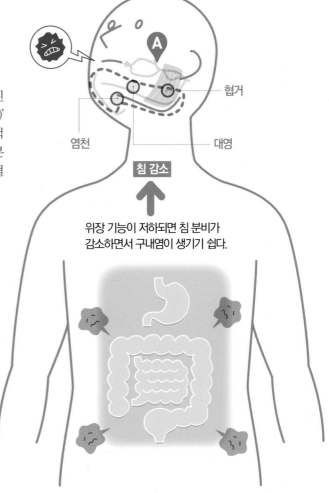

협거

염천    대영

침 감소

위장 기능이 저하되면 침 분비가
감소하면서 구내염이 생기기 쉽다.

마사지 처방 **A**

# 턱밑 라인을 꼬집는다

셀프&파트너 마사지 👤 👥 ｜ 강도 ●○○ ｜ 손 모양 **두 손가락** ｜ 방식 **꼬집기(슬라이드)**

## 침 분비로 증상을 경감

침은 뛰어난 살균 기능과 점막 보호 작용을 합니다. 구내염 증상을 완화하기 위해서는 턱밑의 침샘 주변과 침 분비를 촉진하는 '염천' 혈을 자극하는 것이 효과적입니다.

**포인트 영역은 여기!**

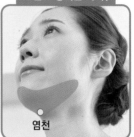

**염천**

턱밑 라인을 자극한다.

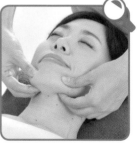

파트너를 마사지할 경우에는 머리 쪽에 서서 턱밑을 꼬집는다.

### 손 동작은 이렇게

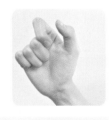

엄지 끝과 검지 옆면으로 꼬집으며 라인을 따라 이동한다!

**전문가 테크닉** 배워 봅시다

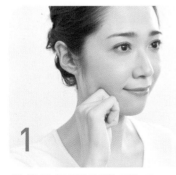

**1**

엄지와 검지로 턱밑 라인을 꼬집는다.

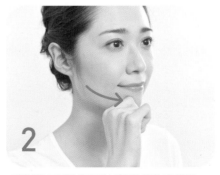

**2**

지압점을 조금씩 옮기면서 라인을 따라 움직인다.

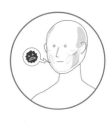

# 치통 원인과 처방

원인 |
- 입 주변 근육의 경직(결절 모양의 뭉침)
- 위장 기능 저하(위 경락이 입 주위를 지나감)
- 전체적인 컨디션 난조

※ 치통의 원인이 근육의 문제나 몸의 컨디션과 연관된 경우에 마사지 효과를 기대할 수 있습니다.

**통증 원인 A**

교합이나 치아 주변의 문제가 근육을 긴장시키고 뭉침을 유발하면서 통증이 나타날 수 있다. 입술 아래쪽 턱의 뭉친 부분을 중심으로 마사지한다. 아랫니 부근의 통증 완화에 효과적이다.

➡ **입술 아래의 뭉침을 꼬집는다**

**통증 원인 B**

손등에 있는 '합곡(合谷)' 경혈은 입 주변과 경락으로 연결되어 있어 치통 완화에 효과가 있다. 치통 때문에 생긴 두통이나 신경통에도 효과가 있으며 정신적 스트레스 완화를 돕는다.

➡ **합곡을 누르면서 꼬집는다**

**통증 원인 C**

협골궁 위쪽의 측두근, 아래쪽의 교근은 모두 음식물을 씹는 저작근이다. 근육 문제로 치통이 생길 수도 있는데, 이 경우 협골궁의 위아래 뭉침을 풀어주면 통증이 완화된다.

➡ **볼 주위(협골궁의 상하)를 누른다**

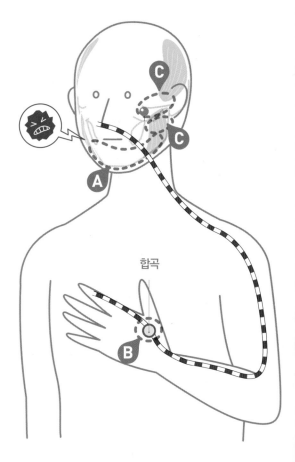

합곡

마사지 처방

A

# 입술 아래의 뭉침을 꼬집는다

셀프 마사지 👤 | 강도 ●○○ | 손 모양 다섯 손가락 | 방식 꼬집기(슬라이드)

## 아랫니 통증에 효과가 있다

치통이 생기면 입술 밑에서 턱에 이르는 부위가 경직되기 쉽습니다. 이 부위에는 아랫니 통증 완화에 도움이 되는 '대영' 경혈이 있습니다. 입술 아래부터 귀밑 턱뼈 부근에 있는 '협거'까지 함께 마사지하면 통증을 완화시킬 수 있습니다.

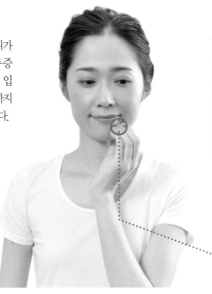

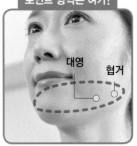

**포인트 영역은 여기!**

대영    협거

입술 아래 잇몸이 느껴지는 부위를 자극한다.

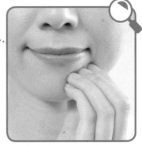

입술 아래 뭉친 부분을 꼬집는 느낌으로 마사지한다. 세게 비틀지 말 것!

### 손 동작은 이렇게

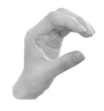

다섯 손가락 끝으로 꼬집고 지압점을 이동시키며 미끄러지듯 움직인다.

 **전문가 테크닉** 배워 봅시다

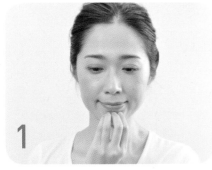

**1**

아랫입술 아래, 중앙의 턱 라인을 꼬집으면서 압을 가한다.

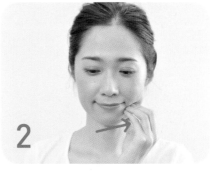

**2**

귀밑의 턱뼈 모서리(하악각)까지 지압점을 이동시키며 미끄러지듯 움직인다.

## 마사지 처방
# B

# 손등(합곡)을 누르면서 꼬집는다

셀프 마사지 🧍 | 강도 ●●● | 손 모양 두 손가락 | 방식 꼬집기(간헐압 5~10초)

## 통증 완화에 효과적인 만능 경혈

'합곡'은 손등의 엄지와 검지 사이에 있습니다. 만능 경혈이라는 별명답게 치통은 물론 머리, 목, 어깨 등 다양한 부위의 통증을 완화하는 효능이 있습니다.

**포인트 영역은 여기!**

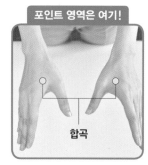

합곡

손등의 엄지와 검지 사이를 자극한다.

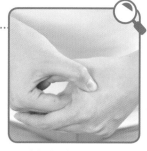

약간 아픔이 느껴질 정도로 5~10초간 압을 가한다. 검지로 손바닥을 잘 받치는 것이 요령.

### 손 동작은 이렇게

검지를 손바닥 쪽에 대고 들어 올리면서 엄지 끝으로 세게 누른다!

**전문가 테크닉** 배워 봅시다

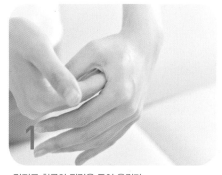

검지로 합곡의 뒷면을 들어 올린다.

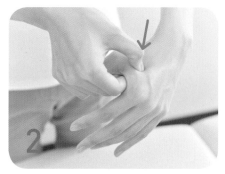

엄지 끝으로 합곡을 강하게 5~10초 정도 누른다. 2~3회 반복한다.

마사지 처방

## C

# 볼 주위(협골궁 상하)를 누른다

파트너 마사지 👫 | 강도 ●○○ | 손 모양 **두 손가락** | 방식 **누르기(원 그리기)**

## 저작근의 뭉친 부분을 풀어준다

협골궁(광대뼈의 연장선)의 위아래에는 씹을 때 작용하는 측두근과 교근이 있습니다. 교합이나 잘못된 저작 습관으로 근육이 경직되면 치통이 악화될 수 있습니다.

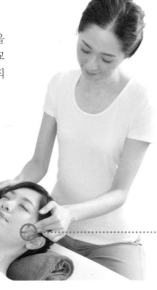

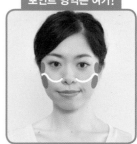

**포인트 영역은 여기!**

협골궁의 위아래를 자극한다.

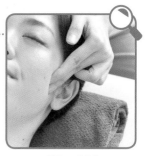

원을 그리면서
딱딱하게 뭉친 지점을 찾는다.

### 손 동작은 이렇게

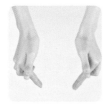

검지와 중지 끝으로
압을 가한다.
원을 그리며 움직인다.

**전문가 테크닉** 배워 봅시다

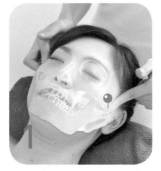

**1**
협골궁(광대뼈의 튀어나온 부분)의
위치를 확인한다.

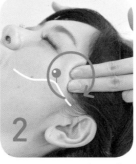

**2**
먼저 협골궁의 위쪽(측두근)에
압을 가한다.

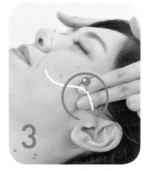

**3**
협골궁의 아래쪽(교근)도 원을
그리며 압을 가한다.

치통

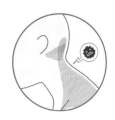

# 목 통증 원인과 처방

**원인** ┃
- 스트레스
- 자율신경의 불균형
- 자세 불량
- 중력에 따른 부담 가중
- 어깨 근육(승모근)의 긴장·뭉침
- 수면 시 잘못된 자세로 인한 어깨 결림
- 목뼈의 관절 가동 제한

통증 원인

## A

목 위 가운데의 움푹한 곳보다 약간 위, 외후두융기 아래에는 후두하근을 비롯한 여러 근육이 붙어 있다. 목으로 이어지는 근육의 긴장을 풀어주고 부교감신경 기능을 촉진하여 이완 효과를 가져온다.

➡ **후두부**(상항선) **아래를 누른다**

통증 원인

## B

승모근은 목에서 어깨에 이르는 근육으로 목의 표층 근육 대부분을 차지한다. 어깨의 긴장을 풀어주면 목 통증도 완화된다. 경락으로 이어져 있어 목 측면의 통증에도 효과가 있다.

➡ **어깨**(승모근)**를 주무른다**

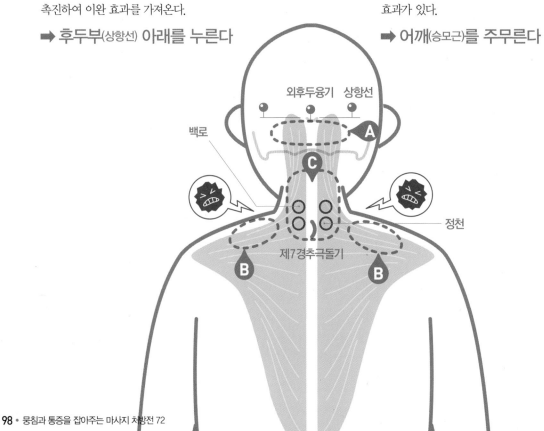

통증 원인

C

목을 지탱하는 근육에 직접 접근한다. 아래로 고개를 숙일 때 목뼈 중 가장 크게 튀어나오는 뼈(제7경추극돌기)에서 머리 시작 부분에 이르는 근육의 긴장을 완화한다. 호흡 증상을 개선하는 '정천(定喘)'과 피로 회복 효과가 있는 '백로(百勞)' 경혈도 이 부위에 있어 이완 효과가 크다.

➡ **목 뒤를 주무른다**

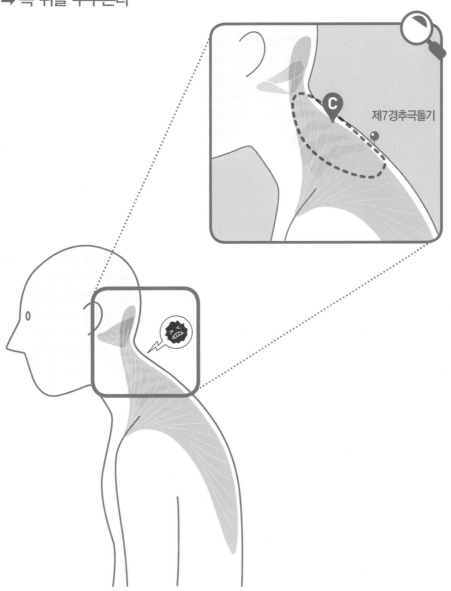

제7경추극돌기

마사지 처방

# A

# 후두부(상향선) 아래를 누른다

셀프 마사지 👤 | 강도 ●○○ | 손 모양 M자 | 방식 누르기(힘줄 가르기)

## 마음과 근육의 긴장을 풀어준다

후두부 돌기 바로 아래에는 목을 지탱하는 근육과 후두하근군 및 여러 신경이 밀집되어 있습니다. 이 부위를 풀어주면 목의 위치 교정은 물론 자율신경이 균형을 찾음으로써 안정과 이완의 효과를 기대할 수 있습니다.

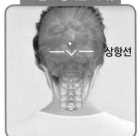

**포인트 영역은 여기!**

상향선

후두부 돌기의 아래쪽을 자극한다.

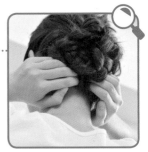

후두하근군에는 작은 근육들이 모여 있다. 뼈를 세게 누르면서 손을 돌리지 말 것!

### 손 동작은 이렇게

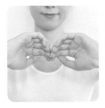

M자 모양을 취해 손끝으로 힘줄을 가르듯이 움직인다.

전문가 테크닉 **배워 봅시다**

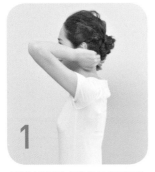

**1**

후두부 돌기를 찾아서 그 아래쪽에 M자를 댄다.

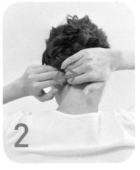

**2**

힘줄을 가르듯이 손끝을 좌우로 움직인다.

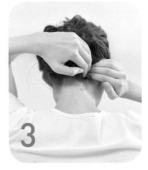

**3**

좌우 바깥쪽의 움푹 들어간 부분에도 각각 압을 가한다.

## 마사지 처방 B

# 어깨(승모근)를 주무른다

셀프 마사지 ♠ | 강도 ●○○ | 손 모양 지렛대 | 방식 주무르기(지속압 30초)

## 어깨가 풀리면 몸도 풀린다

목에서 어깨로 이어지는 승모근은 목 근육의 대부분을 차지합니다. 위장에 문제가 있으면 승모근 상부가 긴장되거나 트리거 포인트가 형성될 수도 있습니다. 목 통증과 매우 연관이 깊은 근육으로, 어깨를 풀어주면 목도 풀립니다. 경락으로 연결되어 있어 목의 측면 통증이나 두통, 어깨 결림에도 좋은 효과를 발휘합니다.

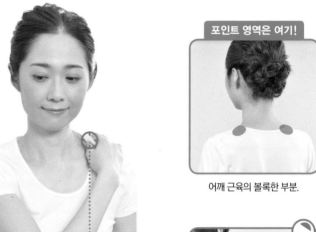

**포인트 영역은 여기!**

어깨 근육의 볼록한 부분.

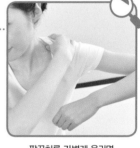

팔꿈치를 가볍게 올리면 승모근을 제대로 잡을 수 있다.

### 손 동작은 이렇게

엄지를 받침점으로 삼아 손목을 앞으로 꺾어서 30초 정도 압을 가한다!

**전문가 테크닉** 배워 봅시다

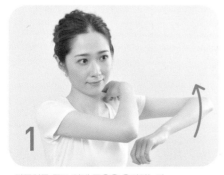

**1** 팔꿈치를 들고 어깨 근육을 움켜잡는다.

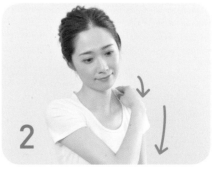

**2** 팔꿈치를 천천히 내리면서 잡은 손목을 앞쪽으로 꺾는다.

## 마사지 처방 C

# 목 뒤를 주무른다

파트너 마사지 👫 | 강도 ●○○ | 손 모양 손바닥 | 방식 꼬집기(간헐압 5초)

## 긴장된 근육을 직접 풀어준다

통증과 긴장으로 딱딱하게 굳어버린 목 근육을 직접
자극합니다. 목뼈 중에서 가장 큰 돌출 부위인 제7경
추극돌기 바깥쪽에는 '정천' 경혈이 있어 호흡기계 증
상 개선을 기대할 수 있습니다. 근육뿐만 아니라 정
신적인 긴장의 이완에도 효과가 좋습니다.

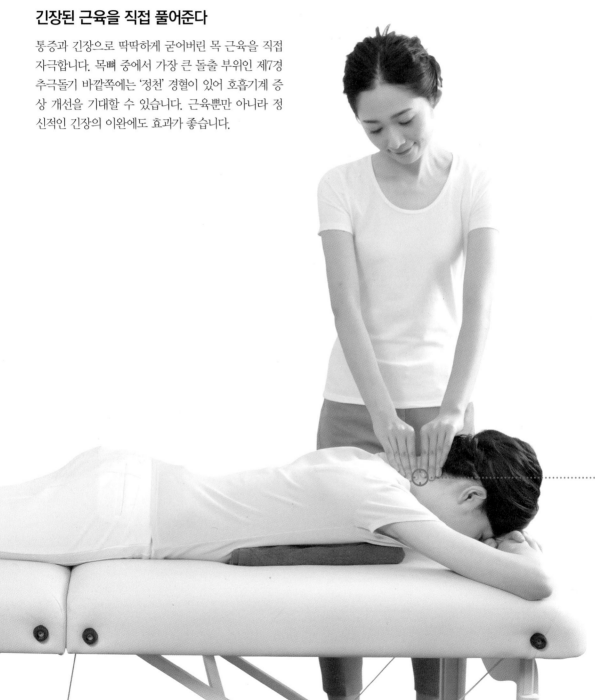

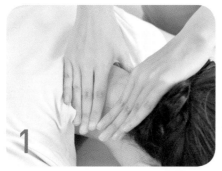

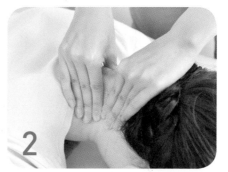

목 뒤쪽 근육(솟아오른 부위의 가장자리)에 손가락을
댄다.

피부를 꼬집어서 들어 올리는 느낌으로 5초씩 수차
례 압을 가한다.

## 손 동작은 이렇게

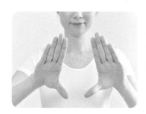

네 손가락과 엄지로
5초씩 수차례
압을 가한다.

**포인트 영역은 여기!**

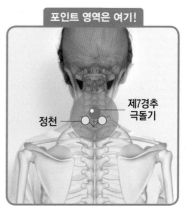

제7경추
극돌기

정천

목 뒤쪽 근육 전체를 자극한다.

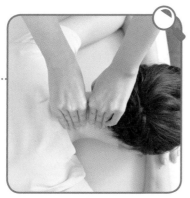

잘못된 자세에 따른 역학적인 부담과
정신적 긴장, 내장 기능의 부진 등 다양한 피로가
쌓이기 쉬운 부위다!

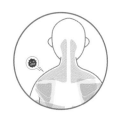

# 어깨 통증 원인과 처방

**원인** ┃
- 팔이나 손을 잘못 사용할 경우(혹사, 부상)
- 자세 불량(말린 어깨, 올라간 어깨, 좌우 불균형 등)
- 어깨뼈·위팔뼈 윗부분(상완골두)의 정렬 이상  • 어깨뼈 주변의 불균형

통증 원인

겨드랑이 앞쪽 아래에는 위팔두갈래근, 견갑하근, 오훼완근, 대흉근 등 많은 근육이 모여 있다. 위팔뼈의 정렬에 큰 영향을 미치는 부위이므로 겨드랑이 아래를 풀어주면 어깨 통증을 경감시킬 수 있다. 중의학에서는 내장 기능과도 밀접한 연관이 있는 것으로 여긴다.

➡ **겨드랑이 바로 밑을 누른다**

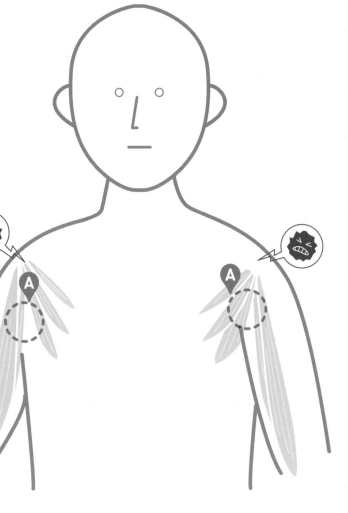

전거근은 어깨뼈 뒷면에 부착되어 바깥쪽에서부터 겨드랑이 밑부분에 위치한다. 전거근이 제대로 기능하지 못하면 어깨뼈나 어깨가 올라가면서 위치가 틀어진다. 전거근의 긴장과 뭉침을 풀어주고 어깨뼈와 어깨 위치를 교정한다.

➡ 겨드랑이 뒤쪽(전거근)을 누른다

어깨뼈의 바깥쪽과 아래쪽에 위치하는 대원근, 광배근도 전거근과 마찬가지로 제대로 기능하지 못하면 어깨가 위로 올라가기 쉽다. 위치나 자세를 바로 잡기 위해서는 이 부위를 풀어주는 것이 중요하다.

➡ 어깨뼈의 바깥쪽(대원근 · 광배근)을 누른다

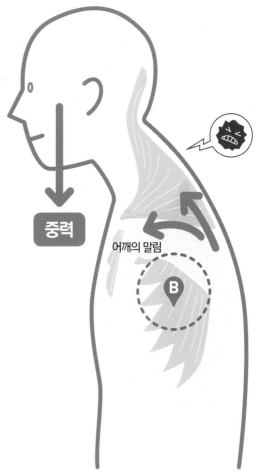

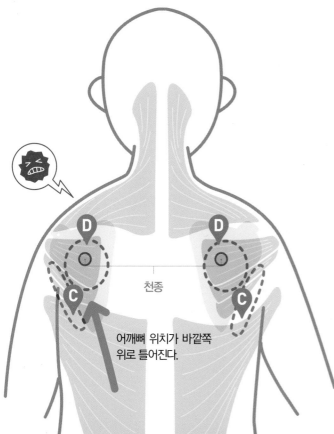

어깨뼈 위치가 바깥쪽 위로 틀어진다.

어깨뼈의 뼈 융기(어깨뼈가시) 아래(가시아래오목)를 풀어준다. 이 부위가 긴장되면 어깨나 어깨뼈 위치가 틀어지는 데 악영향을 미친다. 어깨뼈 중앙에는 '천종(天宗)' 경혈이 있어서 함께 풀어주면 통증 완화에 도움이 된다.

➡ 어깨뼈 상부(어깨뼈의 가시아래오목)를 문지른다

\* 어깨뼈가시 : 어깨뼈 윗부분에서 가로로 길게 튀어나온 부분

마사지 처방

# A

# 겨드랑이 바로 밑을 누른다

**셀프 마사지** 👤 | **강도** ●●○ | **손 모양** 엄지 | **방식** 누르기(지속압 10초)

## 팔과 어깨뼈를 잇는 근육을 풀어 준다

팔과 어깨를 잇는 근육은 겨드랑이 밑에 집중되어 있습니다. 이 부위가 굳으면 움직임과 자세가 틀어지고 어깨 통증이 생길 수 있습니다. 긴장을 풀어주면서 통증 원인을 해소하는 접근입니다.

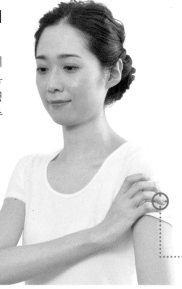

**포인트 영역은 여기!**

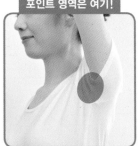

겨드랑이 앞쪽 아래 힘줄의 안쪽을 자극한다.

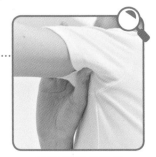

액와동맥 등이 있으므로 너무 세게 주무르지 말고 누르기만 할 것.

### 손 동작은 이렇게

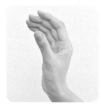

네 손가락을 어깨에 걸치고 엄지를 겨드랑이 밑에 넣어서 밀어 올린다!

전문가 테크닉 **배워 봅시다**

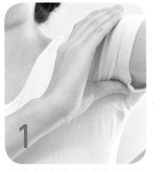

**1**

네 손가락을 어깨에 걸치고 엄지를 겨드랑이 밑에 넣는다.

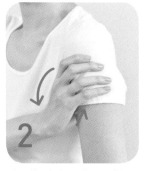

**2**

손목을 아래로 꺾는 느낌으로 엄지를 위로 밀어 올린다.

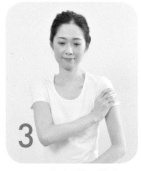

**3**

그대로 10초간 압을 가한다. 2~3회 반복한다.

마사지 처방

# B

## 겨드랑이 뒤쪽(전거근)을 누른다

셀프 마사지 👤 │ 강도 ●●○ │ 손 모양 세 손가락 │ 방식 누르기(위아래로 슬라이드)

### 올라간 어깨뼈의 위치 교정

전거근은 어깨뼈 바깥쪽에서 몸쪽에 걸쳐 있는 근육입니다. 전거근이 경직되면 어깨뼈를 아래로 끌어내릴 수 없어 정렬이 틀어집니다. 이 부위를 풀어줌으로써 어깨뼈 위치를 교정하고 어깨 통증을 완화할 수 있습니다.

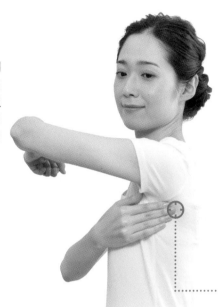

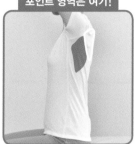

**포인트 영역은 여기!**

어깨뼈 바깥쪽부터 겨드랑이 밑까지 자극한다.

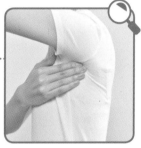

마치 빨래판을 훑듯이 갈비뼈의 위아래로 가볍게 압을 가하면서 뭉침(경결)을 찾는다.

### 손 동작은 이렇게

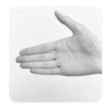

세 손가락 끝에서 안쪽까지 힘을 주면서 압을 가한다!

**전문가 테크닉**  **배워 봅시다**

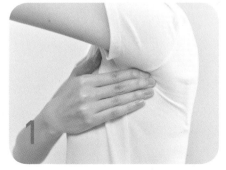

**1**

포인트 영역에 손을 대고 세 손가락을 중심으로 압을 가한다.

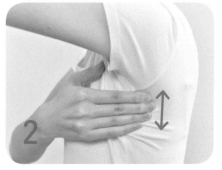

**2**

압을 가한 채 힘줄을 가르는 느낌으로 손을 위아래로 움직인다.

# C

# 어깨뼈 바깥쪽(대원근·광배근)을 누른다

파트너 마사지 👫 | 강도 ●●● | 손 모양 엄지 | 방식 누르기(힘줄 가르기)

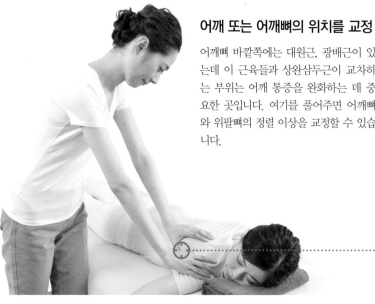

## 어깨 또는 어깨뼈의 위치를 교정

어깨뼈 바깥쪽에는 대원근, 광배근이 있는데 이 근육들과 상완삼두근이 교차하는 부위는 어깨 통증을 완화하는 데 중요한 곳입니다. 여기를 풀어주면 어깨뼈와 위팔뼈의 정렬 이상을 교정할 수 있습니다.

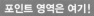
**포인트 영역은 여기!**

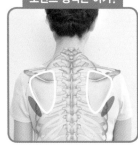

어깨뼈 바깥쪽 끝을 자극한다.

어깨뼈 바깥쪽 끝자락을 찾고 그보다 조금 안쪽에 엄지를 넣는다.

### 손 동작은 이렇게

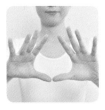

맞붙인 엄지를 어깨뼈 안쪽으로 넣는 느낌으로 압을 가한다!

**전문가 테크닉** 배워 봅시다

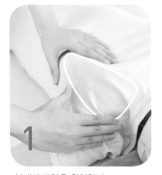

**1** 어깨뼈 모양을 확인한다.

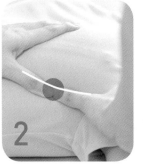

**2** 뼈의 바깥쪽보다 약간 등 쪽으로 5초씩 압을 가한다.

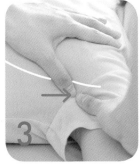

**3** 뼈의 외곽을 따라 지압점을 이동시킨다.

마사지 처방

# 어깨뼈 상부(가시아래오목)를 문지른다

파트너 마사지 👫 │ 강도 ●○○ │ 손 모양 손목뼈 │ 방식 문지르기

## 자세 개선과 이완 효과

어깨뼈 상부의 돌출부 아래쪽을 어깨뼈의 '가시아래오목'이라고 합니다. 이 부위가 긴장되면 어깨 통증이 생길 수 있습니다. 어깨뼈 중앙에 있는 '천종' 경혈을 풀어주면 자세를 개선하고 이완 효과를 얻을 수 있습니다.

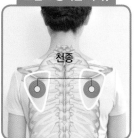

**포인트 영역은 여기!**

천종

어깨뼈 중앙을 중심으로 자극한다.

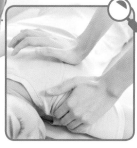

근육 섬유의 결을 거스르는 느낌으로 상하로 움직인다.

### 손 동작은 이렇게

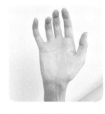

손목뼈로 압을 가하고 좌우로 흔들면서 전체를 문지른다!

**전문가 테크닉** 배워 봅시다

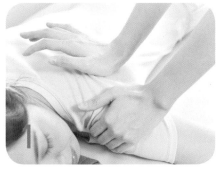

1

어깨뼈 중앙보다 조금 위쪽을 의식하면서 손목뼈로 문지른다.

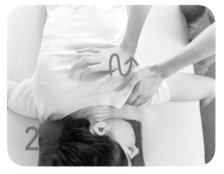

2

좌우 전체를 골고루 문지른다.

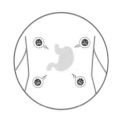

# 급성 복통 원인과 처방

원인 ┃ ● 만성 피로  ● 스트레스  ● 과식
● 몸의 냉해지는 등 환경 변화에 따른 위장 기능 저하

※ 식중독이나 감염증에 의한 복통의 가능성도 있으므로 의사의 진찰을 받도록 합니다.

---

통증 원인
## A

손목 안쪽 주름에서 위로 손가락 4개, 엄지 2개 정도의 간격에 '극문(郄門)' 경혈이 있다(거의 한 가운데에 위치). 경락의 연결로 위장 기능을 정상화하고, 흥분이나 짜증을 진정시키는 효과가 있다.

➡ **극문 주변을 주무른다**

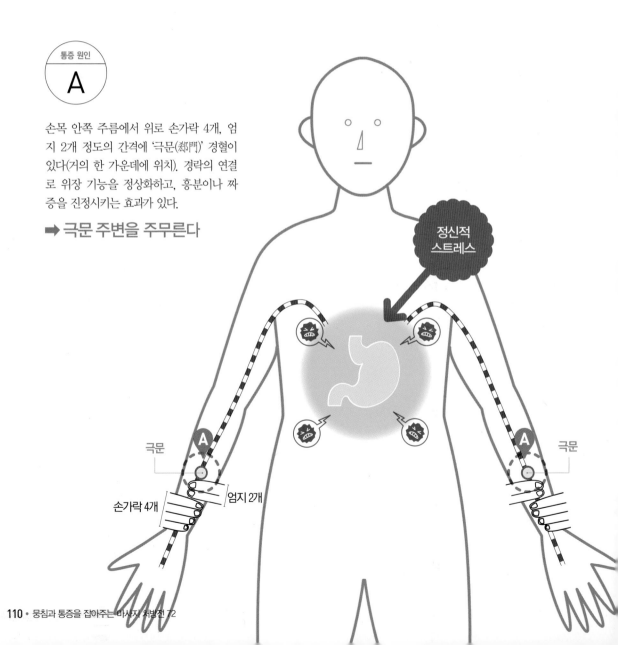

정신적 스트레스

극문  A

극문  A

엄지 2개

손가락 4개

위장 경락의 경혈 중 하나인 '족삼리(足三里)'는 무릎뼈 아래의 바깥쪽 움푹 들어간 곳에서 손가락 4개 간격 아래에 위치한다. 쥐어짜듯이 아픈 통증에도 효과가 있다.

➡ **족삼리를 누른다**

위증 원인 C

쥐어짜듯이 아픈 통증에 즉효성이 있는 경혈이 바로 '양구(梁丘)'다. 무릎뼈 위의 바깥쪽에서 엄지 2개만큼 위로 올라간 곳에 있다. 급성 통증에 이 경혈을 자극하면 효과가 있다.

➡ **무릎뼈 바깥쪽 위를 누른다**

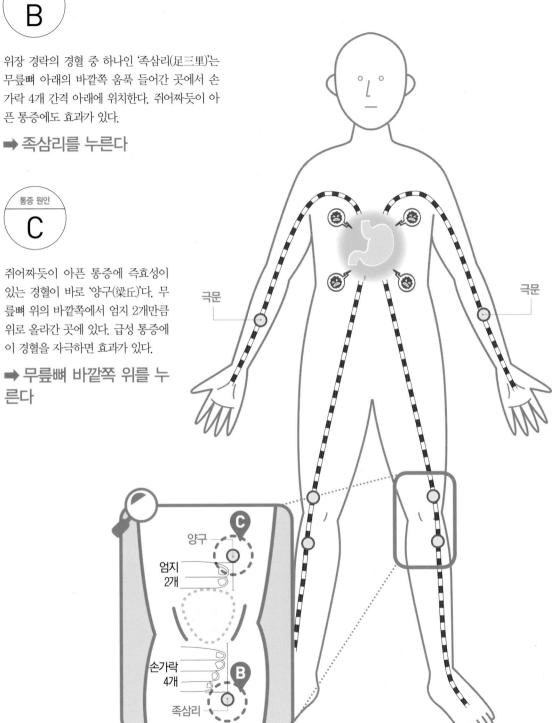

극문

극문

양구

엄지
2개

손가락
4개

족삼리

마사지 처방

# A

# 극문 주변을 주무른다

셀프 마사지 **👤** | 강도 ●●○ | 손 모양 **지렛대** | 방식 **주무르기**

## 위장 기능과 자율신경을 정상화한다

'극문'은 손목 주름에서 손가락 4개, 엄지 2개 간격만큼 올라간 자리의 가운데에 있습니다. 스트레스성 복통이 있을 때 자율신경과 위장 기능을 개선함으로써 통증을 완화시킵니다. 갑자기 쥐어짜듯이 아픈 통증에도 빠른 효과를 발휘하는 혈로 알려져 있습니다.

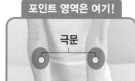

**포인트 영역은 여기!**

극문

손목 주름에서 손가락 4개+엄지 2개 간격만큼 올라간 부위의 중앙을 자극한다.

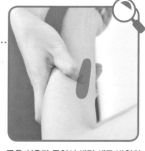

근육 섬유가 뭉쳐서 생긴 세로 방향의 '단단한 띠(taut band)'를 찾는 것이 요령!

### 손 동작은 이렇게

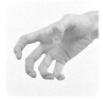

포인트 영역에 엄지를 대고 손목을 돌리면서 압을 가한다!

전문가 테크닉 **배워 봅시다**

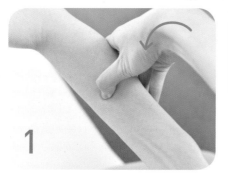

**1**

극문에 엄지 끝을 대고 압을 가한다.

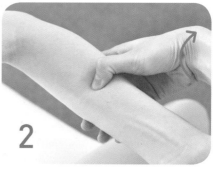

**2**

그대로 손목을 위아래로 돌리면서 압을 가한다.

## 마사지 처방

# B

# 족삼리를 누른다

파트너 마사지 👫 | 강도 ●●● | 손 모양 손목뼈 | 방식 누르기(슬라이드)

## 위장 기능 저하를 개선한다

무릎뼈 바깥쪽 아래의 움푹 들어간 곳에서 손가락 4개 간격만큼 아래에 있는 경혈이 '족삼리'입니다. 경락으로 위와 연결되어 있어서 위장의 기능을 개선하는 효과를 냅니다. 이 경혈을 중심으로 정강이 바깥쪽 근육을 풀어주면 통증을 완화시킬 수 있습니다.

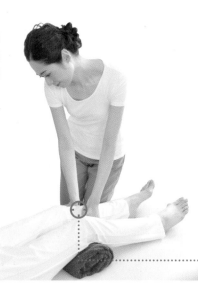

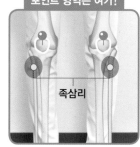

**포인트 영역은 여기!**

족삼리

무릎뼈 바깥쪽 아래에서 손가락 4개만큼 내려간 부분을 자극한다.

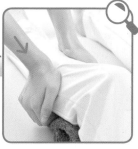

아래팔에서 손목뼈로 가하는 힘의 방향을 의식한다.

### 전문가 테크닉 | 배워 봅시다

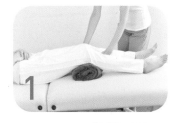

**1** 무릎 밑에 수건을 받친다.

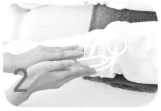

**2** 무릎뼈 모양과 정강뼈, 그 바깥쪽의 종아리뼈를 찾아서 근육 위치를 확인한다.

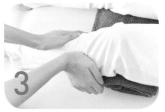

**3** 포인트 영역에 손목뼈를 대고 체중을 싣는다.

### 손 동작은 이렇게

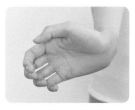

포인트 영역에 손목뼈를 대고 체중을 실으면서 압을 가한다!

마사지 처방

# C

# 무릎뼈 바깥쪽 위를 누른다

파트너 마사지 👫 | 강도 ●●● | 손 모양 엄지(V자) | 방식 누르기(힘줄 가르기)

## 급성 통증에 빠른 효과를 발휘한다

무릎뼈 바깥쪽 위의 움푹 들어간 곳에서 엄지 2개만큼 올라간 곳에 '양구'가 있습니다. 위장 기능이 떨어지면 이 부위가 쉽게 뭉칩니다. 급성 통증에 빠른 효과를 발휘하는 경혈로 위통에는 왼쪽을 공략하는 것이 좋습니다. 무릎 통증에도 효과가 매우 좋습니다.

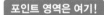

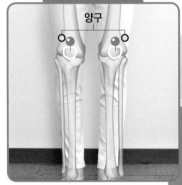

포인트 영역은 여기!

양구

무릎뼈 외측 위로 엄지 2개만큼 올라간 부분을 자극한다.

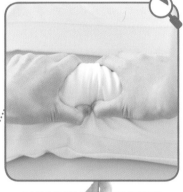

뭉친 부분이 있으면 풀어주듯이 엄지를 움직인다!

전문가 테크닉 **배워 봅시다**

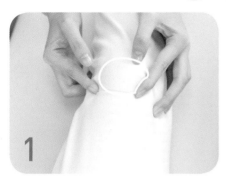

**1**

무릎뼈 모양을 확인한다.

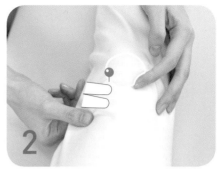

**2**

무릎뼈 외측 위의 모서리에서 엄지 2개만큼 위로 올라간 부분을 확인한다.

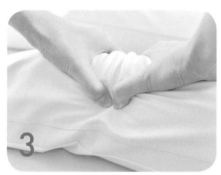

**3**

포인트 영역에 엄지 끝을 대고 힘줄을 가르듯이 압을 가한다.

**손 동작은 이렇게**

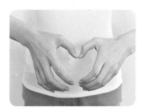

엄지를 맞붙여서
V자 모양으로 세우고
손끝으로 압을 가한다.

전문가 테크닉 **이 방법도 가능**

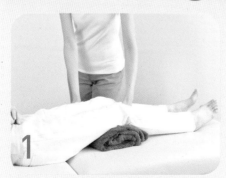

**1**

무릎 뒤에 수건을 받쳐 무릎 관절에 부담이 가지 않도록 한다.

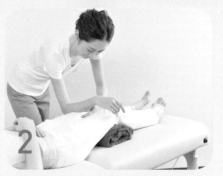

**2**

포인트 영역에 아래팔을 대고 가볍게 체중을 싣는다.

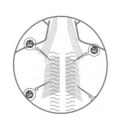 # 등 통증 1 : 어깨뼈 사이 원인과 처방

**원인** | ● 급격한 움직임  ● 위 기능 저하  ● 호흡기계 질환  ● 정신적 스트레스  ● 자세 불량
● 흉곽 및 흉추의 모양(곧거나 너무 휘어짐)  ● 어깨뼈의 틀어짐과 잘못된 움직임

※ 등뿐만 아니라 가슴이나 팔, 턱으로 통증이나 불편감이 방사될 때는 즉시 의사의 진찰을 받도록 합니다.

통증 원인

## A

흉추 주변은 호흡기나 위 기능의 저하, 정신적 스트레스에 민감하게 반응하는 부위다. 피부 표면뿐 아니라 표층근막 같은 피하조직(지방을 포함)까지 경직될 수 있다. 이 부위를 풀어주어야 흉곽의 움직임이 개선되어 통증을 줄일 수 있다. 호흡이 편안해지도록 돕고 심신을 이완시키는 효과가 있다.

➡ 등(흉추 주변)을 꼬집는다

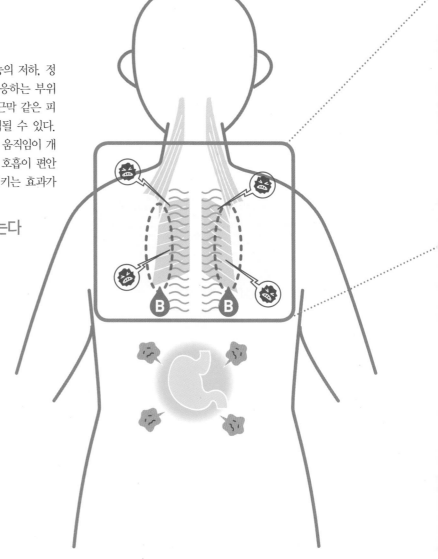

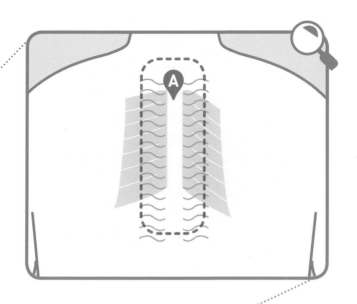

통증 원인

B

어깨뼈의 안쪽 가장자리에 갈비뼈가 약간 돌출된 늑골각 부분은 능형근 등 심부 근육이 긴장되거나 뭉치기 쉬운 부위다. 잘못된 자세 때문에 문제가 생기기도 하지만 내장의 만성적인 부진이 있어도 통증이나 긴장이 발생한다. 이 부위를 꼼꼼히 풀어주면 통증 경감에 도움이 된다.

➡ 어깨뼈 안쪽 가장자리(늑골각)를 문지른다

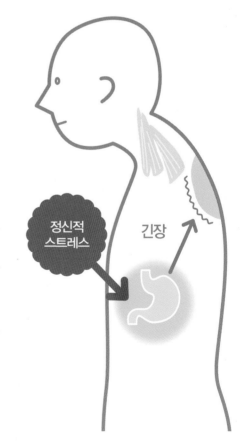

정신적
스트레스

긴장

마사지 처방

# A1 등(흉추 주변)을 꼬집는다

셀프 마사지 👤 | 강도 ●●○ | 손 모양 다섯 손가락 | 방식 꼬집기(지속압 10초)

## 스트레스에 민감하다

흉추 주변은 위장 기능 저하나 스트레스에 민감해 쉽게 긴장되는 부위입니다. 표층근막과 같은 피하조직에 유연이 떨어지면서 피부 탄력이 없어집니다. 이 부위를 풀어주려면 피부를 손바닥으로 꼬집어 올리는 접근이 효과적입니다.

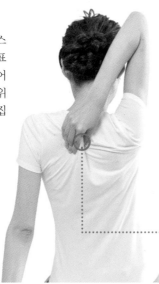

포인트 영역은 여기!

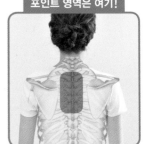

어깨뼈와 척주 사이의 피부를 자극한다.

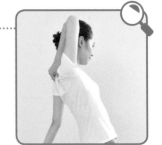

바닥을 손으로 짚고 등을 기대면 꼬집기 쉬워진다
심부까지 굳어 있는 경우 꼬집기가 어렵다.

### 손 동작은 이렇게

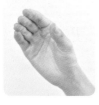

다섯 손가락을 중심으로 손바닥 전체를 이용해 피부를 꼬집어 들어 올린다!

전문가 테크닉 **배워 봅시다**

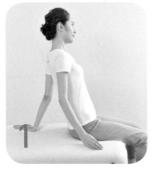

**1** 손으로 바닥을 짚고 상체를 약간 뒤로 기울인다.

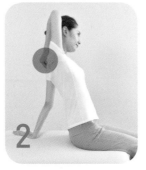

**2** 꼬집는 손이 오른손인 경우 척주보다 조금 왼쪽의 피부를 꼬집는다. 왼손은 그 반대로 한다.

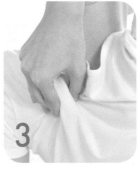

**3** 피부를 꼬집어 들어 올린 채로 10초 동안 압을 가한다. 좌우로 실시한다.

마사지 처방

# B

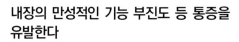
파트너 마사지 👫 ┃ 강도 ●●● ┃ 손 모양 손날 ┃ 방식 문지르기

# 어깨뼈 안쪽 가장자리(늑골각)를 문지른다

## 내장의 만성적인 기능 부진도 등 통증을 유발한다

어깨뼈 안쪽에 숨어 있는 늑골각(갈비뼈의 튀어나온 부분) 주변은 쉽게 뭉칩니다. 자세 문제나 스트레스, 만성적인 내장 기능 저하도 악영향도 미칩니다. 이 부위를 잘 풀어주어야 통증을 완화하고 몸을 이완시킬 수 있습니다.

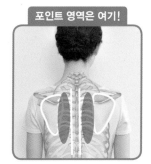

**포인트 영역은 여기!**

어깨뼈 끝부분의 갈비뼈가 올라온 곳을 자극한다.

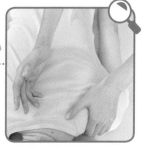

엎드린 자세로 팔을 내리면 어깨뼈가 바깥쪽으로 벌어진다.

**전문가 테크닉** **배워 봅시다**

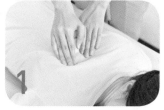

1

어깨뼈 안쪽 가장자리에서 갈비뼈가 볼록한 부분을 찾는다.

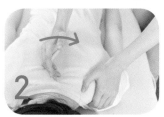

2

포인트 영역에 손날을 대고 손목을 흔들며 문지른다.

### 손 동작은 이렇게

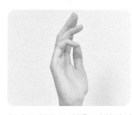

손날 모양으로 압을 가하면서 부드럽게 문지른다!

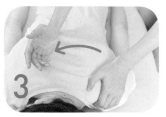

3

좌우 볼록한 부분을 골고루 문지르면서 압을 가한다.

# A2

# 등(흉추 주변)을 꼬집는다

파트너 마사지 👫 | 강도 ●●● | 손 모양 **다섯 손가락** | 방식 **꼬집기(슬라이드)**

## 내장 이상과 스트레스의 영향

어깨뼈와 척주 사이를 자극합니다. 등(어깨뼈 사이)의 통증 역시 다른 부위와 마찬가지로 자세·스트레스·내장 문제로 생긴 긴장 때문에 나타납니다. 피부를 꼬집는 방식으로 긴장된 피부를 자극함으로써 이완과 통증 완화의 효과를 얻을 수 있습니다.

**포인트 영역은 여기!**

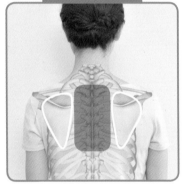

어깨뼈와 척주 사이의 피부를 자극한다.

**배워 봅시다**

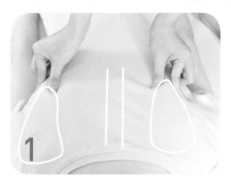

어깨뼈 모양을 확인한다.

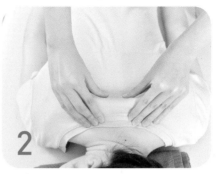

어깨뼈 사이에 있는 주변 피부를 다섯 손가락으로 꼬집어서 들어 올린다.

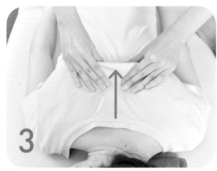

척주와 어깨뼈 사이의 피부를 위에서 아래로 꼼꼼히 꼬집는다.

**손 동작은 이렇게**

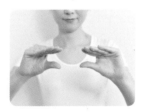

다섯 손가락을 중심으로
손바닥 전체로
꼬집어서 들어 올린다.

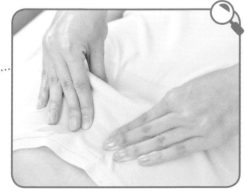

어깨뼈 사이의
피부를 꼬집는다!

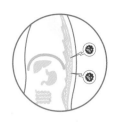

# 등 통증 2 : 어깨뼈 아래 원인과 처방

**원인** ┃
● 소화기계 문제　● 자세 불량(장시간 앉아 있는 자세 등)　● 급격한 움직임
● 엉덩방아를 찧는 등의 부상

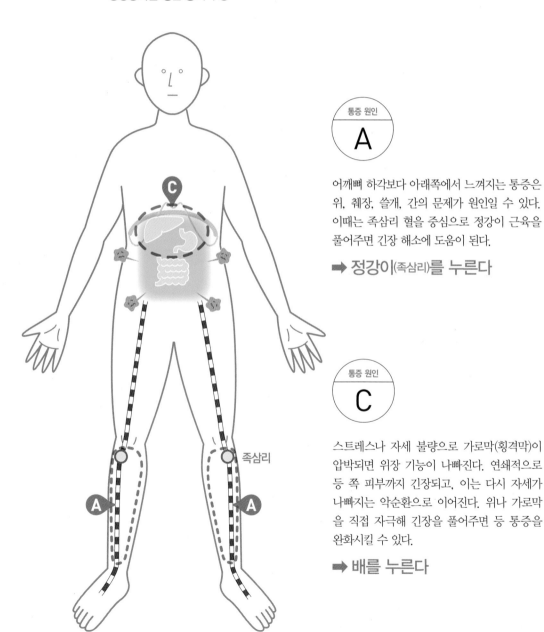

통증 원인
## A

어깨뼈 하각보다 아래쪽에서 느껴지는 통증은
위, 췌장, 쓸개, 간의 문제가 원인일 수 있다.
이때는 족삼리 혈을 중심으로 정강이 근육을
풀어주면 긴장 해소에 도움이 된다.

➡ **정강이(족삼리)를 누른다**

족삼리

통증 원인
## C

스트레스나 자세 불량으로 가로막(횡격막)이
압박되면 위장 기능이 나빠진다. 연쇄적으로
등 쪽 피부까지 긴장되고, 이는 다시 자세가
나빠지는 악순환으로 이어진다. 위나 가로막
을 직접 자극해 긴장을 풀어주면 등 통증을
완화시킬 수 있다.

➡ **배를 누른다**

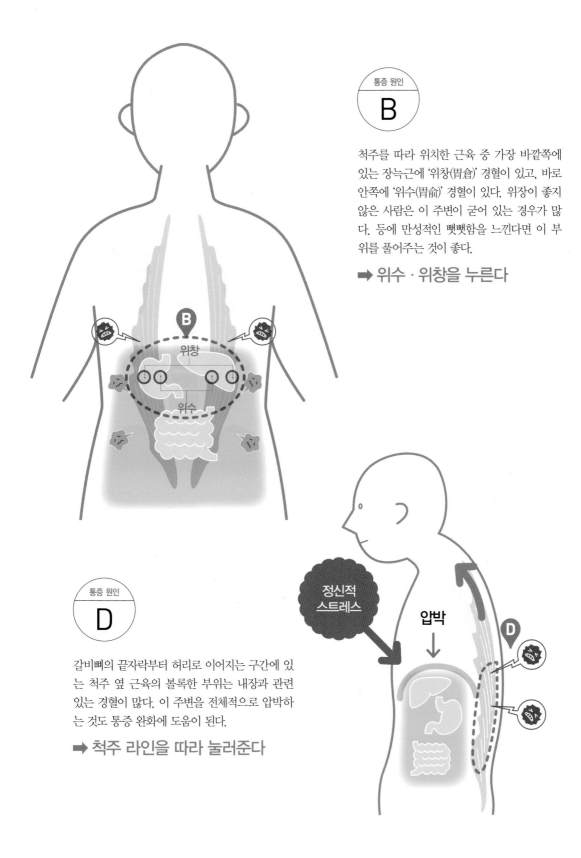

통증 원인

## B

척주를 따라 위치한 근육 중 가장 바깥쪽에 있는 장늑근에 '위창(胃倉)' 경혈이 있고, 바로 안쪽에 '위수(胃俞)' 경혈이 있다. 위장이 좋지 않은 사람은 이 주변이 굳어 있는 경우가 많다. 등에 만성적인 뻣뻣함을 느낀다면 이 부위를 풀어주는 것이 좋다.

➡ **위수 · 위창을 누른다**

위창

위수

통증 원인

## D

갈비뼈의 끝자락부터 허리로 이어지는 구간에 있는 척주 옆 근육의 볼록한 부위는 내장과 관련 있는 경혈이 많다. 이 주변을 전체적으로 압박하는 것도 통증 완화에 도움이 된다.

➡ **척주 라인을 따라 눌러준다**

정신적 스트레스

압박

D

마사지 처방

# A

# 정강이(족삼리)를 누른다

셀프 마사지 👤 | 강도 ●●● | 손 모양 손목뼈 | 방식 누르기(손 사이에 끼워서 슬라이드)

## 내장 기능 전반을 정상화한다

정강이 바깥쪽으로는 족삼리를 비롯한 위 관련 경락이 지나가며 안쪽으로는 소화기계 기능과 관련한 경락이 지나고 있습니다. 정강이 근육을 풀어주면 내장 기능이 전반적으로 정상화되며 등 통증을 경감시킬 수 있습니다.

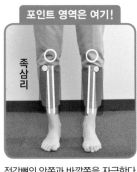

**포인트 영역은 여기!**

족삼리

정강뼈의 안쪽과 바깥쪽을 자극한다.

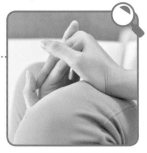

정강뼈 안쪽과 바깥쪽 근육을 동시에 눌러준다!

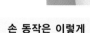

**손 동작은 이렇게**

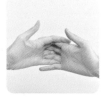

두 손을 깍지 끼고
정강이를 손목뼈 사이에 끼워
압을 가한다!

전문가 테크닉 **배워 봅시다**

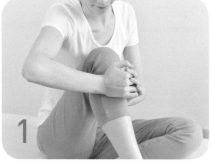

**1**

정강뼈를 두 손 사이에 끼고 손목뼈로 5초간 근육에 압을 가한다.

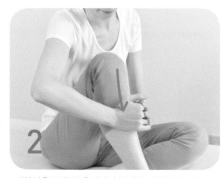

**2**

지압점을 조금씩 옮기면서 정강이 전체를 눌러준다.

## 마사지 처방

## B

# 위수 · 위창을 누른다

셀프 마사지 🧍 | 강도 ●●● | 손 모양 주먹 | 방식 누르기(지속압 30초)

## 위장 기능 저하 때문에 긴장된 등을 풀어준다

척주 옆에 나란히 위치한 근육 중 가장 바깥쪽에 장늑근이 있습니다. 이 장늑근과 갈비뼈 맨 아래 라인이 만나는 지점에 '위창'이 있고, 바로 안쪽에 '위수'가 있습니다. 장 기능이 나쁘면 이 주변이 긴장하면서 통증이 유발됩니다. 이 부위를 풀어주면 만성적인 긴장 완화에도 효과를 발휘합니다.

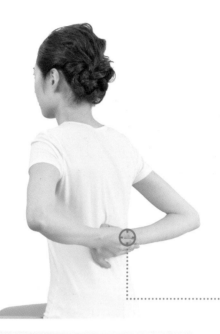

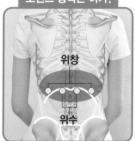

**포인트 영역은 여기!**

위창

위수

갈비뼈 맨 아래의 라인 상에 있는 척주 근육의 볼록한 부위

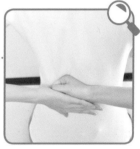

주먹을 댈 때 의자 등받이를 사용하면 편리하다!

### 손 동작은 이렇게

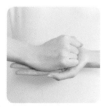

주먹을 대고 양손으로 힘을 주면서 압을 가한다!

### 전문가 테크닉 배워 봅시다

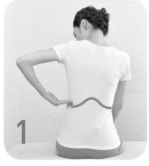

**1**

갈비뼈 가장 아래 라인에서 조금 위쪽을 자극한다.

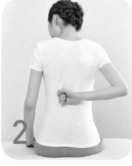

**2**

척주 근육의 볼록한 부분에 주먹을 댄다.

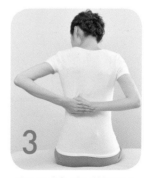

**3**

다른 쪽 손을 대고 양손으로 누르면서 30초간 압을 가한다.

## 마사지 처방 C

# 배를 누른다

셀프 마사지 👤 | 강도 ●●● | 손 모양 M자 | 방식 누르기(지속압 10초)

## 위 기능 저하를 개선한다

직접 위장을 자극하는 접근 방식입니다. 스트레스로 얕은 호흡이 계속되면 가로막의 움직임이 나빠지면서 위장 기능이 저하되고, 등의 표층부까지 긴장이 가해져 통증이 생기기 쉽습니다. 문제 부위를 직접 자극해 위장 기능을 개선합니다.

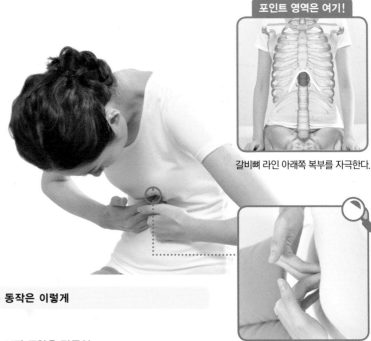

**포인트 영역은 여기!**

갈비뼈 라인 아래쪽 복부를 자극한다.

M자 끝으로 포인트 영역을 꾹 누른다.

### 손 동작은 이렇게

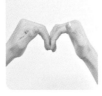

M자 모양을 만들어 손끝으로 꾹 누르면서 상체를 앞으로 기울인다.

### 전문가 테크닉 배워 봅시다

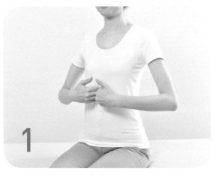

**1** 명치 끝보다 약간 아래 지점을 M자 손끝으로 누른다.

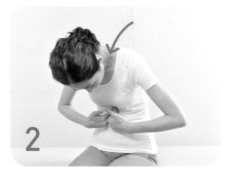

**2** 압을 가한 채로 상체를 앞으로 기울이며 10초간 정지한다.

## 마사지 처방

# D

# 척주 라인을 따라 누른다

파트너 마사지 👫 | 강도 ●○○ | 손 모양 엄지 | 방식 누르기(슬라이드)

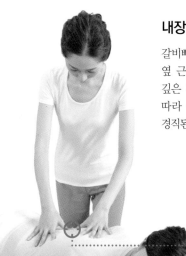

### 내장 기능 개선과 긴장 완화

갈비뼈 아래 라인부터 허리 부위까지, 척주 옆 근육의 볼록한 부위에는 내장과 관련이 깊은 경혈이 많이 있습니다. 내장의 상태에 따라 쉽게 긴장하는 부위이므로 압을 가해 경직된 부분을 풀어주어야 합니다.

**포인트 영역은 여기!**

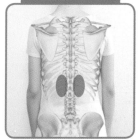

갈비뼈 아래부터 허리 부근까지 척주 양 옆에 있는 근육을 자극한다.

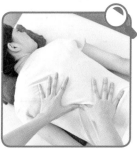

갈비뼈가 있으므로 체중을 과도하게 싣지 않도록 주의한다.

### 손 동작은 이렇게

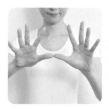

엄지를 마주 대고 지압점을 조금씩 이동하면서 포인트 영역에 전체적으로 압을 가한다!

### 전문가 테크닉  배워 봅시다

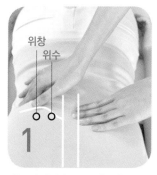

위창
위수

**1**

척주와 갈비뼈 위치를 확인한다.

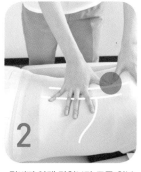

**2**

갈비뼈 아래 라인보다 조금 위부터 압을 가한다.

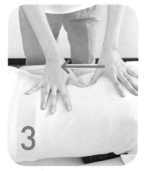

**3**

척주를 따라 지압점을 조금씩 옮긴다.

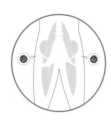

# 서혜부 통증 원인과 처방

**원인** | ● 보행 동작의 문제   ● 발목 관절의 기능 문제   ● 엉덩이 근육(둔근군)의 긴장·뭉침
● 고관절 근육(장요근)의 긴장   ● 급격한 움직임 또는 부상   ● 호르몬 불균형
● 내장 기능 저하

※ 선천성 고관절 탈구나 페르테스병(대퇴골 골두부의 골수염. 학령기 전후의 남자아이에 많으며, 통증과 다리를 저는 증상
  이 나타남) 등의 병력이 있는 경우는 변형성 고관절증일 수 있으므로 통증이 계속되면 의사의 진찰을 받도록 합니다. 특
  히 여성은 고관절 구조상 주의가 필요합니다.

통증 원인

**A**

서혜부(사타구니)를 지나는 대표적인 근육
이 장요근이다. 장요근은 잘못된 걸음걸이
와 골반 내 내장의 영향을 받으면 쉽게 긴
장한다. 이 부위를 풀어줌으로써 굳은 고
관절의 움직임을 개선해 통증을 줄일 수
있다.

**➡ 서혜부(장요근)를 누른다**

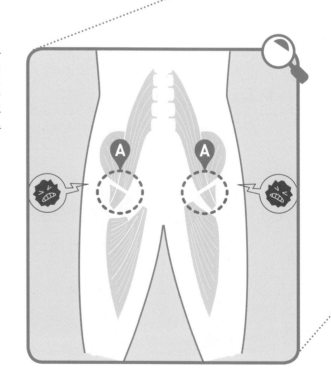

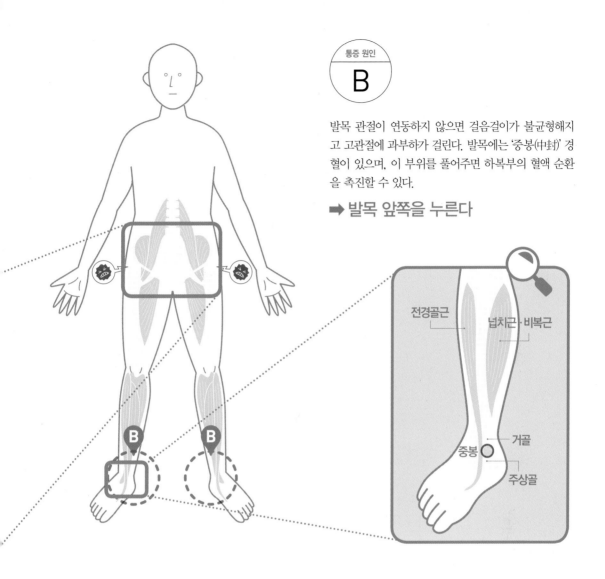

통증 원인

B

발목 관절이 연동하지 않으면 걸음걸이가 불균형해지고 고관절에 과부하가 걸린다. 발목에는 '중봉(中封)' 경혈이 있으며, 이 부위를 풀어주면 하복부의 혈액 순환을 촉진할 수 있다.

➡ **발목 앞쪽을 누른다**

전경골근

넙치근·비복근

거골

중봉

주상골

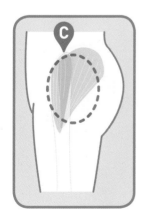

통증 원인

C

엉덩이 옆쪽에는 대퇴근막장근, 소·중둔근이 있다. 대장의 상태에 민감하게 반응하며 근육이 긴장하면 힘주기가 어려워진다. 이 부위를 풀어주면 고관절의 움직임이 교정된다.

➡ **엉덩이 옆**(대퇴근막장근~중·소둔근)**을 누른다**

마사지 처방

# A

# 서혜부(장요근)를 누른다

셀프 마사지 👤 | 강도 ●●● | 손 모양 테니스공 | 방식 누르기(지속압 10초)

## 경직된 고관절을 개선한다

장요근은 서혜부를 지나는 장골근과 대요근의 총칭입니다. 일상생활에서의 잘못된 습관이나 불균형한 걸음걸이, 골반 내 내장 문제에 민감하게 반응합니다. 서혜부 앞면에 위치한 장요근의 긴장이 계속되면 고관절(서혜부)에 통증이 생길 수 있습니다.

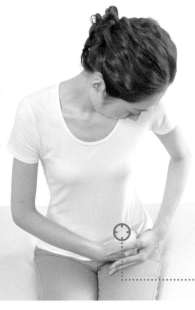

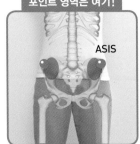

포인트 영역은 여기!

ASIS

서혜부 앞면,
중간에 가까운 부위를 자극한다.

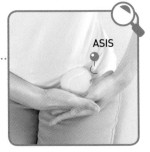

ASIS

서혜부에는 동맥이 지나가므로 주의한다
골반 앞면 돌기(ASIS) 안쪽에 공을 댄다.

### 손 동작은 이렇게

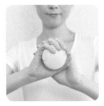

테니스공으로
압을 가하면서
상체를 앞으로 기울인다!

전문가 테크닉 **배워 봅시다**

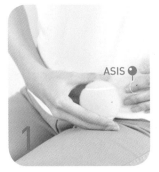

ASIS

**1**

서혜부의 중간에서 약간 바깥쪽에
테니스공을 댄다.

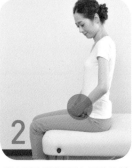

**2**

양손으로 뒤쪽으로 누르면서 압을 가한다.

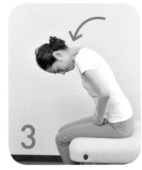

**3**

그대로 상체를 앞으로 기울이면서 10초간 정지한다.

## 마사지 처방

### B

# 발목 앞쪽을 누른다

셀프 마사지 👤 | 강도 ●●○ | 손 모양 발뒤꿈치 | 방식 누르기

## 걸음걸이를 교정해
## 고관절의 부담을 덜어준다

발목 앞쪽에는 하복부의 혈액 순환과 관련이 있는 '중봉' 혈이 있습니다. 허리 통증과도 연관이 있으며, 이 부위가 굳으면 관절의 연계적인 움직임이 저해되어 고관절에 가해지는 부담이 커집니다. 발등을 앞으로 당기는 동작(배측굴곡)이 원활해짐에 따라 서혜부 통증이 완화됩니다.

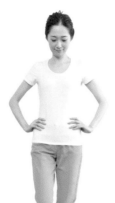

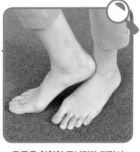

**포인트 영역은 여기!**

중봉

발목 앞쪽을 자극한다.

무릎을 천천히 구부렸다 펴면서 압을 가한다!

### 발 모양은 이렇게

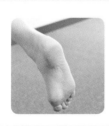

발뒤꿈치로 다른 쪽 발목 앞부분을 밟고 체중을 싣는다!

 **전문가 테크닉** **배워 봅시다**

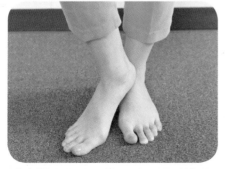

선 자세에서 발꿈치로 다른 쪽 발목의 앞부분을 밟는다.

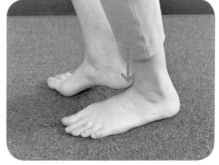

무릎을 천천히 구부렸다 펴면서 압을 가한다. 3~5회 정도 반복한다.

마사지 처방

**C**

# 엉덩이 옆(대퇴근막장근~중·소둔근)을 누른다

파트너 마사지 👫 | 강도 ●●● | 손 모양 아래팔 | 방식 누르기(간헐압 5초)

## 내장 기능과 고관절의 움직임을 개선한다

골반과 천골을 잇는 지점(PSIS)과 엉덩이 옆쪽의 돌출된 부위(대전자), 골반 앞쪽 튀어나온 부위(ASIS), 골반의 위 라인(장골능)을 연결한 엉덩이 옆면의 부채꼴 영역은 몸을 잘못 움직이거나 장의 문제, 정신적 스트레스에 의해 긴장과 뭉침이 생기기 쉽습니다. 이 부위를 풀어주면 고관절의 움직임을 교정할 수 있습니다.

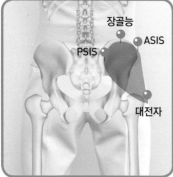

포인트 영역은 여기!

장골능
ASIS
PSIS
대전자

엉덩이 옆면 부채꼴 영역을 자극한다.

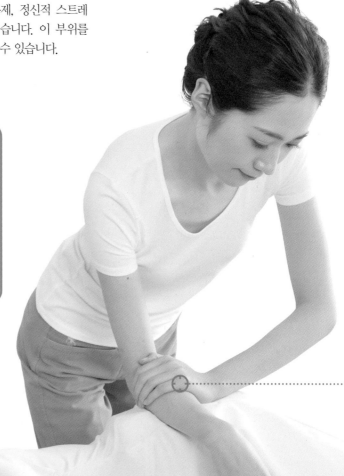

전문가 테크닉 **배워 봅시다**

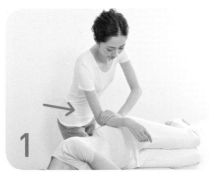

포인트 영역에 팔꿈치(아래팔)를 대면서 배꼽을 상대 쪽으로 가까이 댄다.

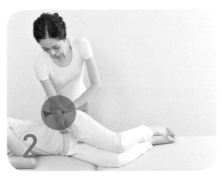

처음에는 장골능(골반의 위 라인) 부근에 5초간 압을 가한다.

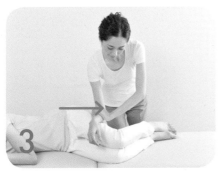

조금씩 지압점을 옮기면서 허벅지 옆쪽(장경인대)까지 고루 압을 가한다.

### 손 동작은 이렇게

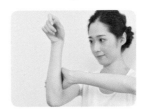

팔꿈치를 90도로 구부리고
포인트 영역에 아래팔을 넓게
대면서 체중을 싣는다!

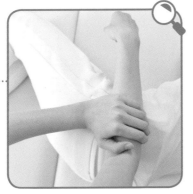

배꼽을 가까이 대는 느낌으로 체중을 싣고
5초 정도 압을 가한다!
다리가 무거울 때, 허리가 아플 때도 효과적이다!

! 팔꿈치를 세우면 통증이나 부상이 발생할 수 있으므로 부드럽게 움직이도록 주의!

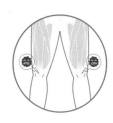

# 무릎 통증 원인과 처방

**원인** | ● 심신의 피로   ● 불규칙한 생활습관(편식 · 불규칙한 수면 패턴)   ● 간 · 위의 피로
● 운동 부족   ● 얕은 호흡   ● 보행 동작의 문제   ● 부상   ● 골반 틀어짐

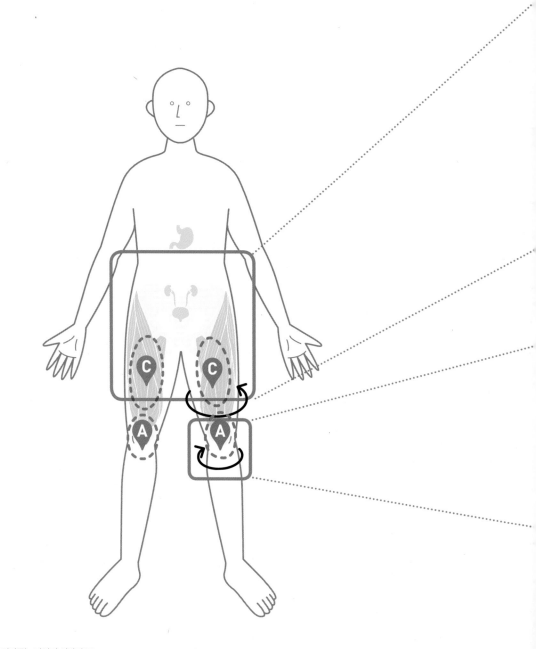

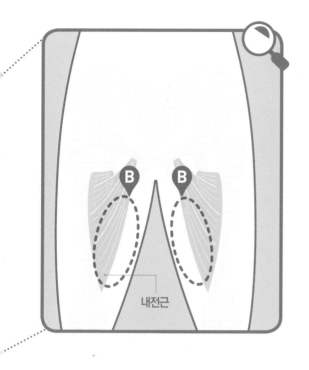

통증 원인

B

내전근이 긴장되면 골반에서 다리까지의 정렬이 틀어지면서 무릎에 부담이 가해진다. 내전근을 풀어주면 걸음걸이가 개선되면서 무릎 통증이 완화된다.

➡ **허벅지 안쪽(내전근)을 누른다**

통증 원인

C

허벅지 앞쪽이 경직되면 골반이 앞으로 기울어진다. 위장의 기능 부진이 허벅지 앞쪽의 긴장으로 나타날 수 있으며, 이어서 무릎 통증을 유발할 수 있다. 경직된 허벅지 앞쪽을 풀어줌으로써 무릎 통증을 완화시킨다.

➡ **허벅지 앞쪽을 누른다**

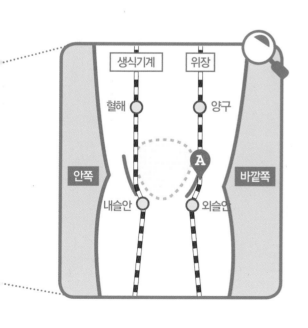

통증 원인

A

무릎뼈 상부의 안쪽과 바깥쪽에 각각 '혈해(血海)'와 '양구(梁丘)' 경혈이 있으며, 무릎뼈 하부 안쪽과 바깥쪽에 '내슬안(內膝眼)'과 '외슬안(外膝眼)'이라는 경혈이 있다. 중의학에서는 이 경혈들을 소화기계의 반응이 나타나는 혈로 본다. 경혈을 중심으로 무릎을 풀어주면 무릎과 내장의 기능이 모두 개선된다.

➡ **무릎뼈의 4개 혈을 누른다**

마사지 처방

# A

# 무릎뼈의 4개 혈을 누른다

셀프 마사지 🚶 | 강도 ●●○ | 손 모양 엄지(V자) | 방식 누르기(힘줄 가르기)

### 연결된 경락을 자극해 통증을 완화한다

무릎뼈 상각에서부터 손가락 2개만큼 올라간 부위에는 '혈해'와 '양구', 하각의 움푹 들어간 곳에는 '내슬안'과 '외슬안'이라는 경혈이 있습니다. 바깥쪽은 위장, 안쪽은 생식기와 소화기계 전반과 연관 있는 것으로 알려져 있습니다. 이들 장기에 이상이 생기면 무릎 주변에 긴장과 뭉침, 근력 저하가 나타날 수 있습니다. 경락으로 연결된 경혈 주변을 풀어주는 것이 필요합니다.

포인트 영역은 여기!

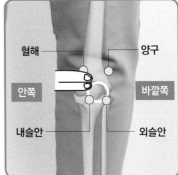

혈해     양구

안쪽     바깥쪽

내슬안     외슬안

무릎뼈 상·하·내·외에 있는
4개 경혈을 자극한다.

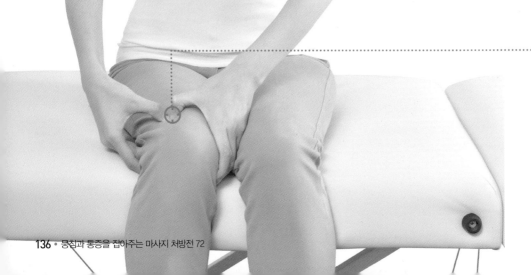

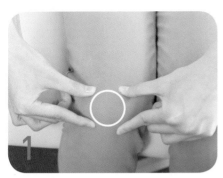

무릎뼈의 위치를 확인한다.

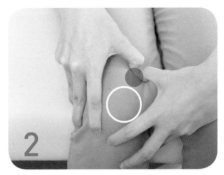

무릎뼈의 안쪽 상각에서 손가락 2개만큼 올라간 부
위에 엄지를 V자 모양으로 붙이고 댄다.

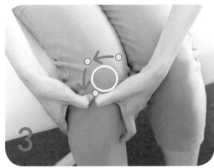

바깥쪽 상각과 하각의 움푹 들어간 부분에도 똑같이
압을 가하면서 네 지점을 지압한다.

### 손 동작은 이렇게

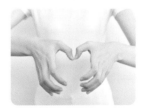

엄지를 맞붙이고
손끝을 V자 모양으로 만들어서
압을 가한다!

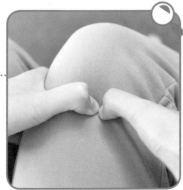

좌우로 움직여서
경혈 주변에 뭉침이 있는지 확인한다!

## B

# 허벅지 안쪽(내전근)을 누른다

파트너 마사지 👫 | 강도 ●●● | 손 모양 손목뼈 | 방식 누르기(지속압 30초)

## 걸음걸이를 안정적으로 개선하고
## 무릎 안쪽의 통증을 완화한다

고관절 안쪽에 있는 내전근은 걸음걸이에 큰 영향을 미치는 부위입니다. 이 부위가 긴장하면 걸음걸이가 불안정해지고 보폭이 좁아집니다. 무릎 안쪽의 통증으로도 증상이 나타나기 쉽습니다.

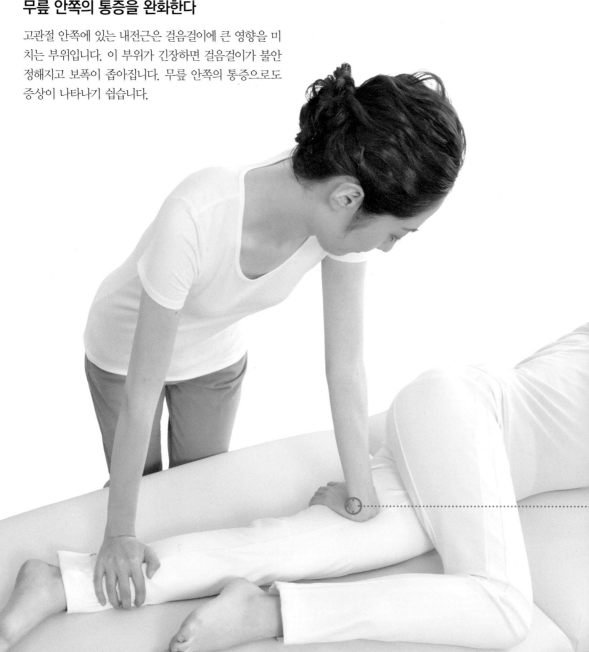

## 전문가 테크닉 배워 봅시다

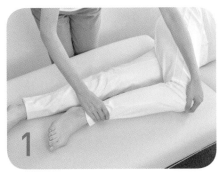

**1**

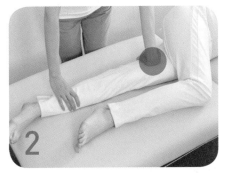

**2**

파트너를 옆으로 눕히고 위에 놓인 다리를 앞으로 구부린다.

아래쪽 다리의 허벅지 안쪽에 손바닥을 대고 손목뼈로 30초 정도 압을 가한다.

## 손 동작은 이렇게

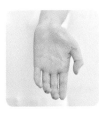

손을 반대로 틀고 누르면서 체중을 실어 손목뼈로 압을 가한다!

⚠️
무릎 관절 근처는 누르지 말 것!

### 포인트 영역은 여기!

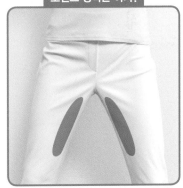

고관절 아래의 허벅지 안쪽 근육을 자극한다.

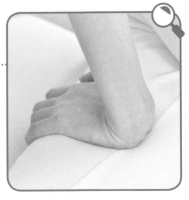

통증에 예민한 부위이므로 천천히 조심스럽게 압을 가한다.

마사지 처방

# C

# 허벅지 앞쪽을 누른다

파트너 마사지 👫 | 강도 ●●● | 손 모양 손목뼈 | 방식 누르기(슬라이드)

## 허벅지 앞쪽의 긴장이 무릎 통증 으로 나타난다

무릎 통증은 허벅지 앞쪽 근육의 긴장 과 근력 저하가 직접적인 원인인 경우가 많습니다. 허벅지 앞쪽 근육이 지나치게 경직되면 본래의 근력을 발휘할 수 없게 되어 허리가 불안정해지고 통증이 생깁 니다. 허벅지의 긴장을 풀어주어야 무릎 통증을 완화시킬 수 있습니다.

**포인트 영역은 여기!**

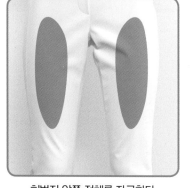

허벅지 앞쪽 전체를 자극한다.

배워 봅시다

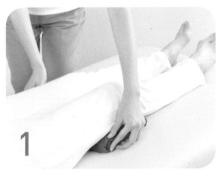

**1** 무릎 아래에 수건을 받쳐서 무릎 관절을 보호한다.

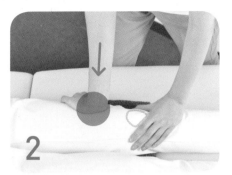

**2** 무릎뼈 위치를 확인하고, 위쪽의 포인트 영역에 손목뼈를 가볍게 얹는다.

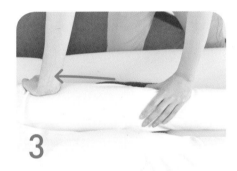

**3** 서혜부까지 지압점을 옮기면서 허벅지 앞쪽 전체에 압을 가한다.

### 손 동작은 이렇게

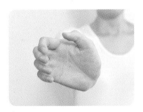

손을 반대로 틀어서 누른다.
체중을 실어
손목뼈로 압을 가한다.

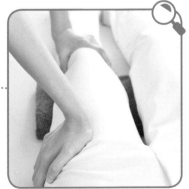

손목뼈과 손바닥 전체를 이용하면 적정한 강도로 압을 가할 수 있다.

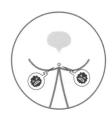

# 치질 원인과 처방

원인 | ● 스트레스  ● 불규칙한 생활습관(편식 · 불규칙한 수면 패턴)  ● 간의 피로
● 운동 부족에 따른 근펌프 기능의 저하  ● 얕은 호흡

통증 원인

A

정수리의 '백회(百會)' 경혈은 항문과 경락(독맥, 督脈)으로
연결되어 있으며, 스트레스를 받으면 긴장하기 쉽다. 이
부위를 풀어주면 통증 완화에 빠른 효과를 볼 수 있다.

➡ 백회를 누른다

통증 원인

B

종아리 근육은 정맥을 위로 올려 보내는 펌프 작용을
한다. 종아리 중앙에 있는 '승산(承山)'은 항문의 혈류
와 연관된 경혈로 체액 순환을 촉진하는 효과가 있다.

➡ 종아리를 흔든다

통증 원인

C

직장 주변의 혈류에 문제가 생기는 것은 간을 통과하
는 '문맥(門脈, 복강 내 장기의 혈액을 모아 간으로 운
반하는 정맥)'의 흐름이 막힌 것이 근본 원인이다. 간
주변의 긴장을 풀어주고 깊은 호흡을 하면 간 기능 회
복에 도움이 된다.

➡ 간을 누른다

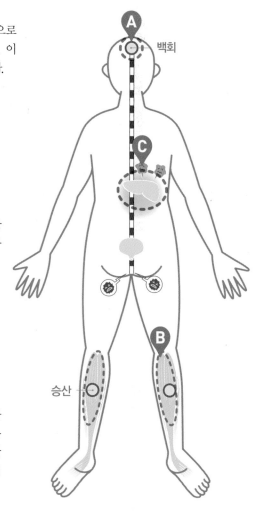

백회

승산

마사지 처방

# 백회를 누른다

셀프 마사지 🚹 | 강도 ●●○ | 손 모양 **M자** | 방식 **누르기(지속압 30초)**

## 경락의 연결로 통증을 완화시킨다

정수리에 있는 '백회'는 항문과 경락으로 연결되어 있습니다. 스트레스가 많으면 이 부위가 경직되기 쉽습니다. 적절히 자극해주면 통증 완화에 빠른 효과를 볼 수 있습니다.

**포인트 영역은 여기!**

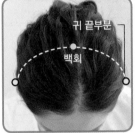

귀 끝부분

백회

양쪽 귀 끝을 이은 선의 정수리 중앙에 경혈이 있다.

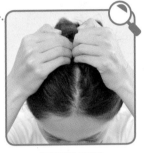

길게 압을 가하면 통증 완화에 효과가 있다.

### 손 동작은 이렇게

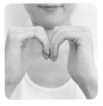

M자 모양을 만들고 30초 정도 압을 가한다!

**전문가 테크닉** 배워 봅시다

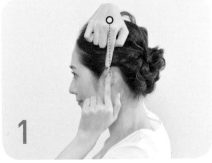

**1** 귀 끝부분을 확인한다. 여기서부터 정수리까지 위로 올라가면 백회가 있다.

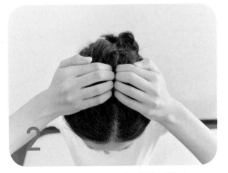

**2** M자 손끝으로 백회에 30초 정도 압을 가한다.

마사지 처방

## B 종아리를 흔든다

파트너 마사지 👥 | 강도 ●○○ | 손 모양 손목뼈 | 방식 흔들기

### 경락과 근펌프 작용을 개선한다

제2의 심장이라고 불리는 종아리는 정맥을 심장 쪽으로 올려 보내는 근펌프 기능을 담당합니다. 종아리에 위치한 '승산'은 항문 내 혈류와 연관된 경혈로, 종아리를 자극하면 체액 순환을 촉진하고 통증을 완화시킬 수 있습니다.

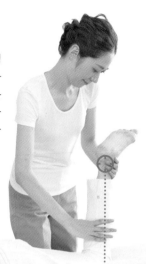

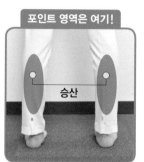

**포인트 영역은 여기!**

승산

종아리 전체를 자극한다.

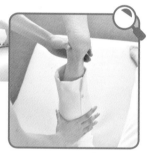

손으로 발목을 가볍게 잡고 이완을 돕는다.

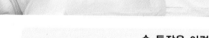
**손 동작은 이렇게**

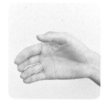

손바닥으로
종아리를 잡고 흔든다!

**전문가 테크닉** **배워 봅시다**

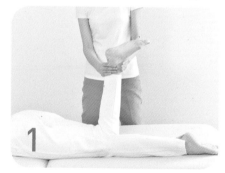

1

엎드리게 한 상태에서 발목을 잡고 무릎을 구부린다.

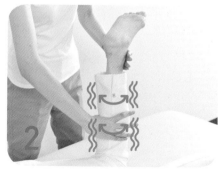

2

종아리를 잡고 전체를 흔든다.

마사지 처방

# 간을 누른다

파트너 마사지 👫 | 강도 ●●○ | 손 모양 세 손가락 | 방식 누르기(슬라이드)

치질

## 체액 순환과 스트레스를 개선한다

직장 주위의 정맥 혈류가 정체되는 것은 간을 지나는 문맥의 혈류가 정체되어 일어나기도 합니다. 간 주변의 긴장을 풀어주어 호흡이 편안해지면 근본적인 개선을 기대할 수 있습니다.

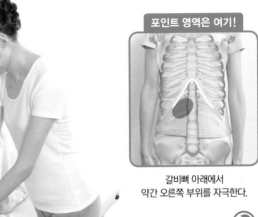

포인트 영역은 여기!

갈비뼈 아래에서
약간 오른쪽 부위를 자극한다.

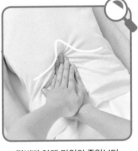

갈비뼈 아래 라인의 중앙보다
조금 오른쪽에 간이 있다.

### 손 동작은 이렇게

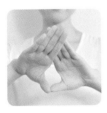

세 손가락을
갈비뼈 안쪽에 대고
압을 가한다!

전문가
테크닉 **배워 봅시다**

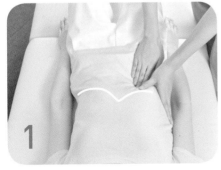

**1**

갈비뼈 아래 라인을 확인하고 중앙보다 약간 오른쪽에 세 손가락을 댄다.

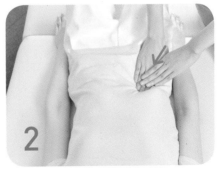

**2**

양손 끝을 갈비뼈 안쪽으로 집어넣는 느낌으로 압을 가한다.

# 마사지하면 예뻐지나요?

아름다움을 추구하는 미용업계에서는 다양한 마사지 시술과 미용기구들을 활용합니다. 얼굴이나 머리뼈를 강하게 자극하는 경락 지압이나 얼굴 축소 효과를 낸다는 페이스 롤러와 헤드밴드 등을 예로 들 수 있습니다. 여러분도 TV나 인터넷을 통해 접한 적이 있을 테지요. 그렇다면 과연 이런 마사지들이 정말 효과가 있을까요? 누구나 한 번쯤은 이런 의문을 가져봤을 거예요.

결론부터 말하자면 마사지를 통해 얼굴을 작게 만들거나 아름다워지게 가꾸는 것은 충분히 가능합니다. 하지만 롤러로 얼굴을 그저 문지르기만 한다면 단순히 표정근이 풀려서 림프액 순환이 좋아지는 정도이지, 극적인 효과를 기대하기는 어렵습니다. 개인차가 있겠으나 눈에 띄는 변화가 생길 만큼의 미용 효과를 얻으려면 검증된 시술 방법으로 제대로 마사지를 받아야 합니다.

미용과 건강은 서로 밀접한 관계가 있습니다. 얼굴 근육의 움직임을 지배하는 신경은 미각과 침 분비에도 관여합니다. 얼굴에는 위 관련 경락도 밀집해 있습니다. 그러니까 외관과 소화·흡수는 서로 밀접하게 연결되어 있다고 할 수 있습니다. 위장이 건강하면 얼굴에 윤기가 흐르고 몸 내부의 건강을 잘 관리하면 얼굴도 예뻐질 수 있다는 것이지요.

표정근이나 음식물을 씹어서 잘게 부수는 저작근을 마사지하는 것도 아름다워지는 데 도움이 됩니다. 한쪽으로만 쏠린 긴장이나 뭉침을 개선하면 틀어진 안면 윤곽이 교정됩니다. 턱 라인(93쪽, 95쪽)도 노폐물이 잘 쌓이는 부위이므로 관리해주면 미적인 효과를 볼 수 있습니다. 목의 흉쇄유돌근(82쪽)은 측두골과 연결되어 있으므로 턱선의 처짐 예방에 좋습니다. 평소 얼굴 주위의 근육을 가볍게 풀어주는 것도 좋은 방법입니다. 중요한 외출을 앞두고 있을 때 그 전날 마사지를 하면 다음 날 바로 효과가 나타나므로 추천합니다.

건강한 아름다움은 하루아침에 이루어지는 것이 아닙니다. 바른 방법과 꾸준한 관리가 뒤따라야 하는 것이지요.

# PART 5

...

## 마사지 처방전 3

# 부위를 특정할 수 없거나
# 원인 불명의 이상 증상

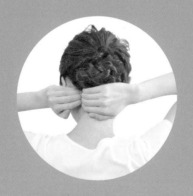

: 콕 집어 아픈 곳을 말하기 힘든 몸의 컨디션 저하,
의학적인 진단이 어려운 증상에 대하여

# 의학적으로는 이상이 없음에도
# 어딘지 모르게 몸 상태가 좋지 않다

● ● ●

불편한 부위를 콕 집어 말하기는 어려우나 '잠이 잘 오지 않는다', '입맛이 없다'와 같이 어딘지 모르게 몸 상태가 좋지 않은 증상에 대한 마사지 처방을 소개합니다.

부위를 특정할 수 없더라도 이상 증상과 통증에는 반드시 원인이 있기 마련입니다. 내장에 문제가 생겼을 수도 있고 스트레스 때문일 수도 있습니다. 나쁜 자세나 반복된 동작 때문에 발생한 통증이 다른 부위에 연쇄 반응을 일으켜 증상을 유발했을 가능성도 있지요. 또한 부위를 특정할 수 없는 증상은 어떤 질병의 징조일 가능성도 있으므로 우선은 의사의 진찰을 받아 봐야 합니다. 의학적인 이상이 없음이 확인되었는데도 증상이 계속된다면 이때 마사지로 도움을 받을 수 있습니다.

이번 파트에서는 이러한 이상 증상에 대해 예상되는 원인을 통증 지도에 정리·분류했습니다. 몸을 직접 만지면서 다양한 방법을 시도하다 보면 감각적으로 효과가 느껴지는 대처법을 분명 찾을 수 있을 것입니다.

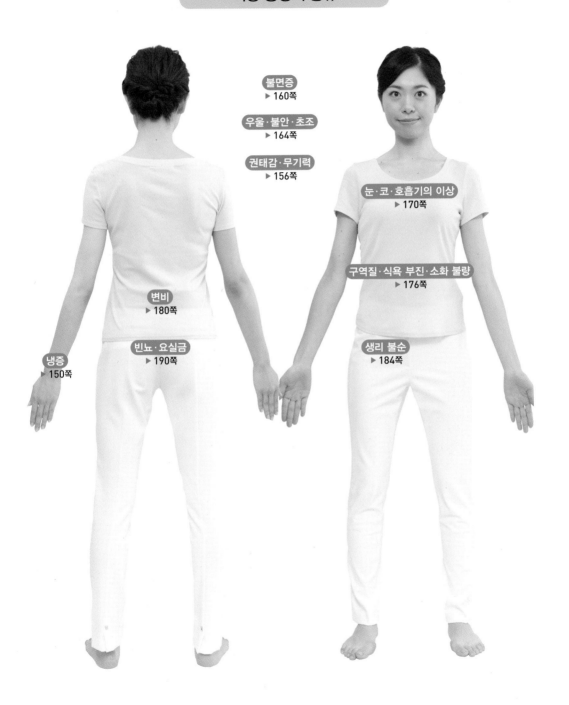

# 이상 증상의 종류

불면증
▶ 160쪽

우울·불안·초조
▶ 164쪽

권태감·무기력
▶ 156쪽

눈·코·호흡기의 이상
▶ 170쪽

구역질·식욕 부진·소화 불량
▶ 176쪽

변비
▶ 180쪽

빈뇨·요실금
▶ 190쪽

생리 불순
▶ 184쪽

냉증
▶ 150쪽

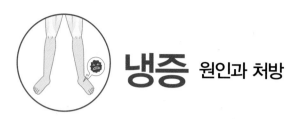

# 냉증 원인과 처방

**원인** |
● 기초대사량 저하(근육량 감소 또는 내장 기능 부진)   ● 잘못된 생활습관(운동 부족 · 편식)
● 스트레스   ● 자율신경의 불균형(얕은 호흡 · 정신적 긴장 · 흉곽부 경직 등)

※ 여성에게 냉증이 많은 이유는 남성에 비해 근육량이 적기 때문입니다. 근육은 우리 몸에서 가장 많은 열을 생산하는 조직입니다.

**통증 원인**

## A

빗장뼈 안쪽의 사각근이 긴장되면 팔로 가는 혈액의 흐름이 나빠진다. 압을 가한 후에 풀어주면 손끝까지 혈액이 잘 돈다.

➡ **빗장뼈 안쪽**(사각근)**을 누른다**

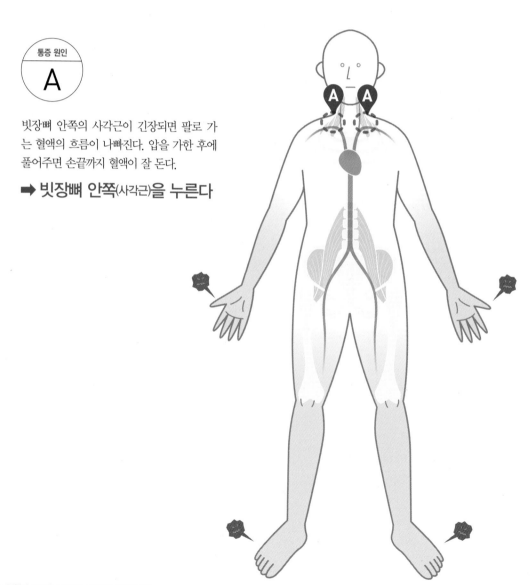

어깨뼈 주변이 경직되면 팔 감각에 이상이 나타나기 쉽고, 만성적인 어깨 결림이 동반되는 경우도 많다. 어깨뼈를 풀어줌으로써 냉증 완화와 함께 자율신경의 균형 개선도 기대할 수 있다.

➡ **어깨뼈**(천종)**를 문지른다**

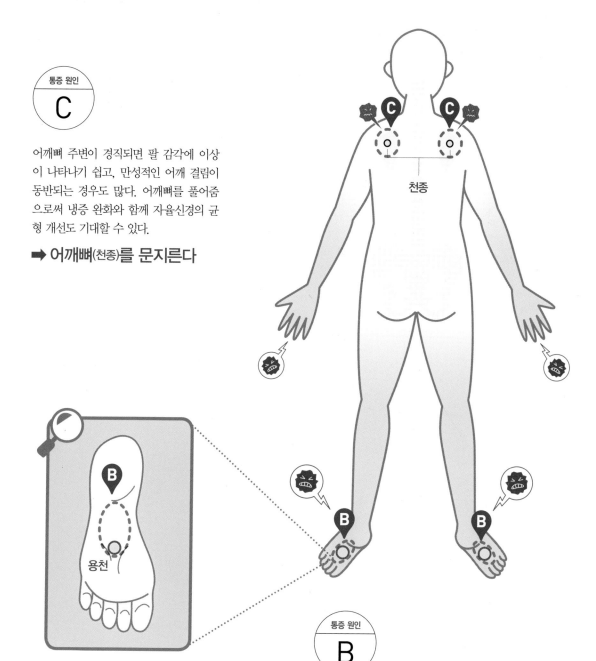

통증 원인

B

발바닥이 경직되면 발 관절의 움직임도 제한되면서 걸을 때 완충 기능이 제대로 작동하지 않는다. 충격이 흡수되지 않으면서 종아리에 긴장이 전해진다. '용천(湧泉)' 경혈을 포함해 발바닥을 풀어주면 혈액 순환이 개선되면서 냉증과 부종에도 효과를 볼 수 있다.

➡ **발바닥**(용천)**을 주무른다**

# 빗장뼈 안쪽(사각근)을 누른다

마사지 처방
**A1**

셀프 마사지 👤 | 강도 ●○○ | 손 모양 세 손가락 | 방식 누르기(간헐압 3~5초)

## 손끝까지 혈액 순환을 촉진한다

사각근은 빗장뼈 안쪽의 갈비뼈에 붙어 있습니다. 이 부위가 경직되면 팔로 가는 혈액의 흐름이 나빠지면서 손끝이 냉해집니다. 셀프 마사지를 할 때 압을 가하면서 팔을 위로 움직이는 것이 포인트입니다. 혈액 흐름을 일단 막았다가 풀어주면(릴리스) 팔에 피가 쫙 흐르는 것을 느낄 수 있습니다.

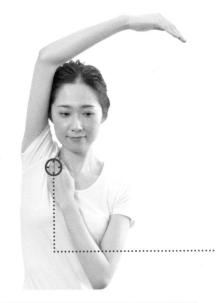

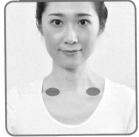

**포인트 영역은 여기!**

빗장뼈 안쪽의 목이 시작되는 지점을 자극한다.

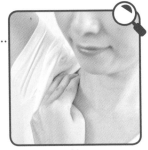

림프절과 동맥, 신경이 밀집된 민감한 부위이므로 누르기만 하고 주무르지는 말 것.

### 손 동작은 이렇게

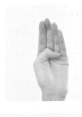

세 손가락을 포인트 영역에 대고 다른 쪽 팔을 크게 움직인다!

**전문가 테크닉** 배워 봅시다

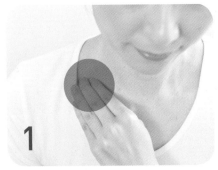

**1**

빗장뼈 안쪽의 움푹 들어간 부위에 세 손가락을 넣고 압을 가한다.

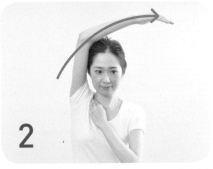

**2**

압을 가한 채로 다른 쪽 팔을 귀 가까이로 가져가면서 천천히 크게 들어 올린다. 3~5초간 유지한다.

## 마사지 처방 A2

# 빗장뼈 안쪽(사각근)을 누른다

파트너 마사지 👫 | 강도 ●●○ | 손 모양 두 손가락 | 방식 누르기(간헐압 3~5초)

냉증

## 부드럽게 압을 가해 뭉친 근육을 풀어준다

빗장뼈 안쪽에 있는 사각근이 경직되면 팔로의 혈액
순환이 나빠지면서 말단에 있는 손끝이 냉해집니다.
부드러운 압을 가해 사각근을 풀어주면 팔에 피가
통하는 것이 느껴집니다.

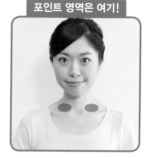

**포인트 영역은 여기!**

빗장뼈 안쪽의 움푹 들어간 부위를
자극한다.

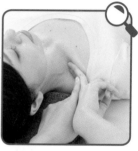

빗장뼈 안쪽의 움푹 들어간 부위에
두 손가락을 넣고 다리 방향으로
부드럽게 압을 가한다.

### 손 동작은 이렇게

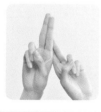

두 손가락의 안쪽 끝부분으로
압을 가하고
다른 쪽 손가락은
덧대는 느낌으로 받친다!

### 전문가 테크닉 배워 봅시다

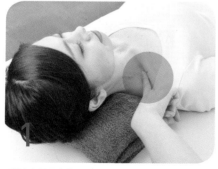

**1** 빗장뼈 안쪽의 움푹 들어간 깊숙한 곳의 포인트 영역
을 찾는다.

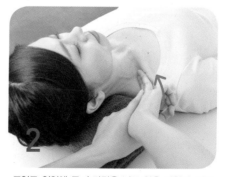

**2** 포인트 영역에 두 손가락을 넣고 압을 가한다. 림프
절과 동맥에 주의한다. 신경이 가까이 있으므로 부드
럽게 압을 가할 것

## 마사지 처방

# B

# 발바닥(용천)을 주무른다

**파트너 마사지** 👫 | **강도** ●●○ | **손 모양** 지렛대(양손) | **방식** 주무르기(간헐압 5초)

## 근펌프 작용을 개선한다

발바닥 근육이 경직되면 종아리를 포함한 근펌프 작용이 저하됩니다. 그 결과 발끝의 혈액 순환이 나빠지면서 발이 냉해집니다. 냉증에 효과가 있는 '용천'을 중심으로 발바닥 근육을 풀어주세요.

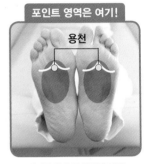

**포인트 영역은 여기!**

용천

발바닥의 움푹 들어간 곳을 전체적으로 자극한다.

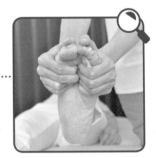

양쪽 중지 끝이 용천 혈에 닿는 느낌으로!

## 손 동작은 이렇게

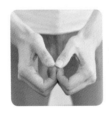

네 손가락의 끝을 발바닥에 대고 과자를 반으로 쪼개는 느낌으로 압을 가한다.

### 전문가 테크닉 배워 봅시다

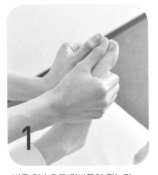

**1** 발을 양손으로 감싸듯이 잡는다.

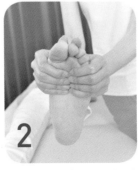

**2** 네 손가락 끝을 포인트 영역에 댄다.

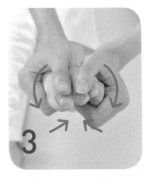

**3** 과자를 반으로 쪼개듯이 네 손가락 끝을 위로 누른다. 5초간 압을 가한다.

마사지 처방

## C

# 어깨뼈(천종)를 문지른다

파트너 마사지 👫 | 강도 ●●○ | 손 모양 **손목뼈** | 방식 **문지르기**

냉증

### 팔의 감각 이상과 혈류를 개선한다

어깨뼈 주변 근육이 긴장되거나 트리거 포인트가 생기면 팔에 감각 이상이 나타날 수 있습니다. 고질적인 어깨 결림은 자율신경의 이상을 초래하고 팔의 혈류 장애를 일으키기도 합니다.

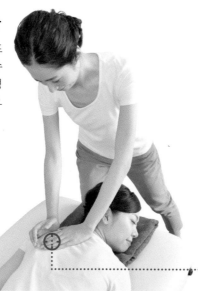

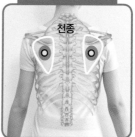

**포인트 영역은 여기!**

천종

어깨뼈 중앙을 중심으로 풀어준다.

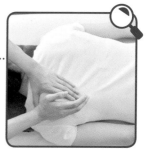

어깨에 들어간 힘이 빠지면서 몸이 이완되는 효과도 있다.

### 손 동작은 이렇게

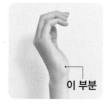

이 부분

손목뼈의 손날 부위로 원을 그리듯 문지르면서 압을 가한다!

### 전문가 테크닉 배워 봅시다

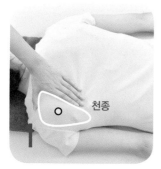

천종

**1** 어깨뼈의 윤곽을 확인하고 대략 중간 지점의 이미지를 연상한다.

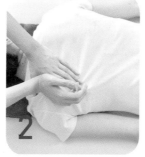

**2** 손목뼈로 문지르면서 지압점을 확인한다.

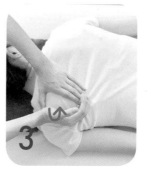

**3** 어깨뼈에 수직 방향으로 압을 가하면서 전체를 문지른다.

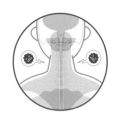

# 권태감·무기력 원인과 처방

**원인** ┃
- 자율신경의 불균형(척주 주변이 긴장된 경우가 많음)
- 육체 피로  ● 영양 부족  ● 호르몬 불균형  ● 내장 기능 저하

※ 수면을 충분히 취했는데도 컨디션이 회복되지 않을 때는 병원을 찾아 전문의의 진단을 받는 것이 좋습니다.
   의학적으로 문제가 없는 경우 마사지가 효과를 발휘할 수 있습니다.

**통증 원인**

**A**

목이 긴장되면 피로가 쌓이기 쉽다. 목을 풀어주면 내장 기능 및 자율신경이 정상화된다.

➡ **목(경추의 좌우 바깥쪽)을 누른다**

**통증 원인**

**B**

후두골과 경추 2번은 뇌의 경막과 매우 밀접하게 연결되어 있으므로, 이 부위에 틀어짐이나 긴장이 생기면 자율신경에 나쁜 영향을 미친다. 주변에 부착된 근육에는 여러 센서가 있으므로 이 부위를 풀어주면 긴장 이완뿐 아니라 머리 위치가 교정되는 효과를 볼 수 있다.

➡ **목 위 중앙, 오목한 곳의 바깥쪽을 누른다**

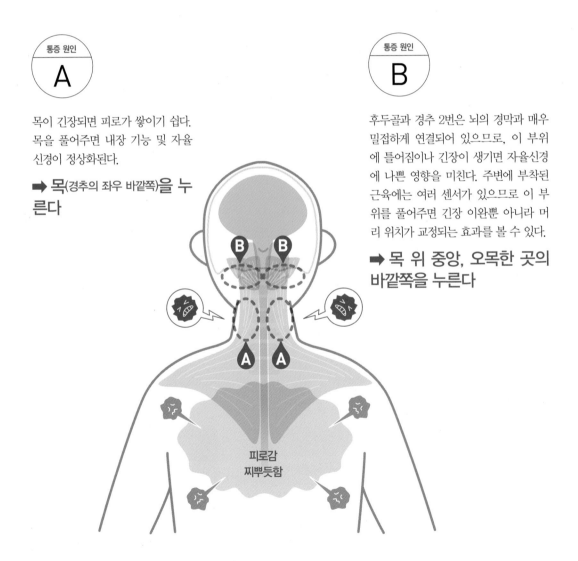

피로감
찌뿌듯함

## 마사지 처방 A

# 목(경추의 좌우 바깥쪽)을 누른다

셀프 마사지 🧍 | 강도 ●○○ | 손 모양 M자 | 방식 누르기(슬라이드)

## 자율신경의 균형을 바로 잡아 몸과 마음을 이완한다

목 근육이 경직되면 자율신경의 균형이 흐트러져 몸과 마음이 긴장 상태에 놓입니다. 이 상태가 계속되면 피로감이 가중되고 몸이 더욱 긴장합니다. 굳은 목 근육을 부드럽게 풀어줌으로써 정신적인 이완과 자율신경의 균형을 개선할 수 있습니다.

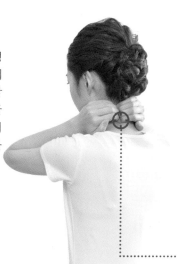

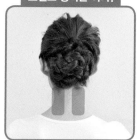

**포인트 영역은 여기!**

목 가운데에 있는 인대의 좌우 바깥부분을 풀어준다.

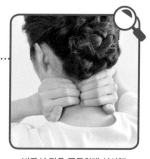

반드시 좌우 균등하게 실시해 균형을 이룰 것!

### 손 동작은 이렇게

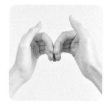

M자를 만들어 목 인대의 바깥쪽을 가르는 느낌으로!

### 전문가 테크닉 배워 봅시다

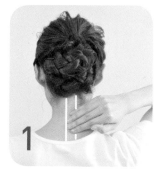

**1** 척주(목) 인대의 볼록한 부위를 확인한다.

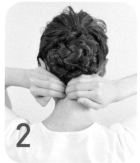

**2** 인대의 가장자리에 M자 손가락을 댄다.

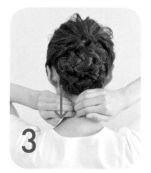

**3** 위에서 아래로 슬라이드하면서 포인트 영역 전체를 누른다.

## 마사지 처방 B

# 목 위 중앙, 오목한 곳의 바깥쪽을 누른다

파트너 마사지 👫 | 강도 ●○○ | 손 모양 세 손가락 | 방식 누르기(원 그리기)

## 자율신경의 불균형을 개선한다

목에서 등으로 이어지는 근육과 근막을 이완시킴으로써 자율신경의 불균형을 개선하는 시술입니다. 파트너를 마사지할 때 턱을 과도하게 들어 올리면 현기증이 날 수 있으므로 베개로 머리를 받치도록 합니다.

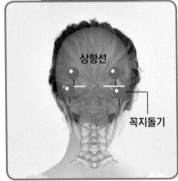

포인트 영역은 여기!

상항선

꼭지돌기

상항선의 조금 아래, 바깥부분을 자극한다.

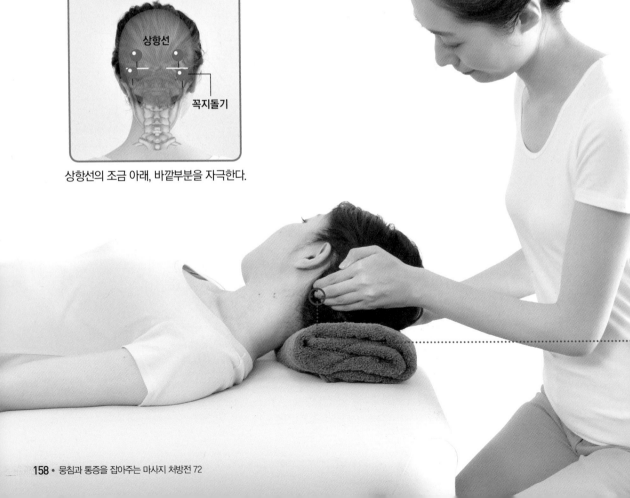

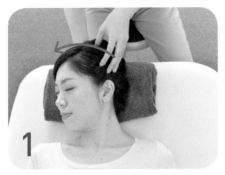

머리 아래에 베개를 받치고 고개를 가볍게 옆으로 돌린다.

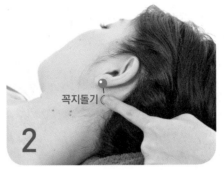

귀 뒤쪽 돌기(꼭지돌기)보다 약간 뒤를 자극한다.

꼭지돌기

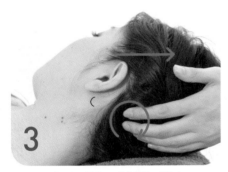

세 손가락을 대고 원을 그리며 압을 가한다.

### 손 동작은 이렇게

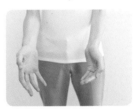

한쪽 손으로 머리를 받치고
다른 쪽 세 손가락으로
원을 그리듯 돌린다.

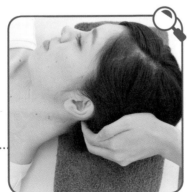

목을 과하게 돌리거나
턱을 많이 들어 올리지 말 것!

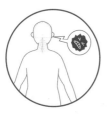

# 불면증 원인과 처방

**원인** | ● 정신적 스트레스(특히 걱정, 불안 초조)  ● 자율신경의 불균형
● 잘못된 생활습관(밤낮이 바뀜, 운동 부족 등)  ● 내장 기능 저하

※ 불면증은 입면 장애, 중도 각성, 조조 각성, 숙면 장애 등이 있습니다. 여기에서는 잠들기 어려운 입면 장애에 효과를 발휘하고 양질의 수면을 취할 수 있는 방법을 소개합니다.

**통증 원인**
**A**

후두부 돌기 아래, 바깥쪽에 있는 '안면(安眠)'은 수면을 개선하는 경외기혈이다. 주변으로 교감신경과 미주신경 등이 지나므로 이 부위를 풀어주면 자율신경의 불균형이 개선된다.

**➜ 후두부 바깥쪽**(안면)**을 누른다**

**?**

**경외기혈(經外奇穴)이란?**
경락 상에는 존재하지 않으나 효과가 인정되는 혈. 기혈(奇穴)이라고도 한다.

## 마사지 처방 A1

# 후두부 바깥쪽(안면)을 누른다

셀프 마사지 👤 | 강도 ●○○ | 손 모양 **M자** | 방식 **누르기(슬라이드)**

## 자율신경을 조절하는 경혈

'안면'은 귀 뒤의 꼭지돌기보다 뒤쪽 아래에 있습니다. 안쪽으로 미주신경과 교감신경이 지나가기 때문에 안면을 풀어주면 자율신경을 조절하는 효과도 얻을 수 있습니다.

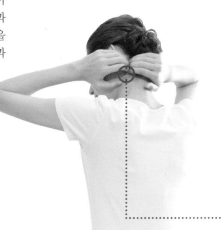

**포인트 영역은 여기!**

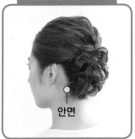

안면

귀 뒤쪽 돌기보다
약간 뒤쪽에서 아래를 풀어준다.

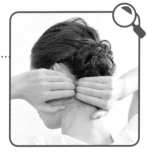

불면에 효과가 있는 기혈들이
모여 있다.

### 손 동작은 이렇게

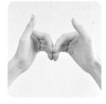

M자를 만들고
지압점을 옮기면서
3초씩 압을 가한다!

### 전문가 테크닉 배워 봅시다

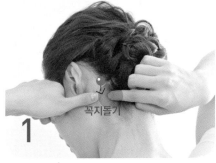

꼭지돌기

**1** 귀 뒤쪽에 있는 꼭지돌기를 찾고 검지 1개만큼 아래, 뒤쪽을 자극한다.

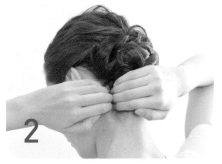

**2** M자 끝으로 3초씩 압을 가하면서 주위를 골고루 풀어준다.

마사지 처방

## A2 후두부 바깥쪽(안면)을 누른다

파트너 마사지 👫 | 강도 ●●○ | 손 모양 다섯 손가락(중지 중심) | 방식 누르기

### 부교감신경이 우위가 되어 이완 효과를 가져온다

머리뼈는 목을 통해 어깨와 연결되며, 머리 위치가 틀어지면 미주신경이나 혈관이 압박을 받습니다. 머리와 목의 연결부를 풀어주면 머리 위치가 교정되면서 긴장이 이완되고 부교감신경도 활성화됩니다.

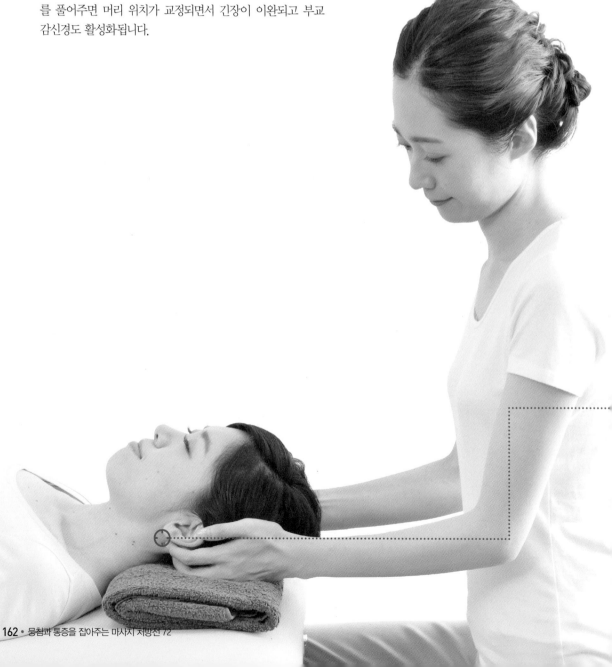

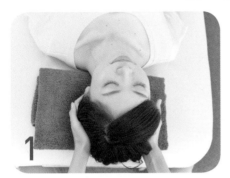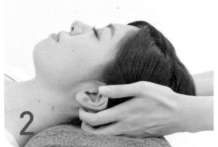

**1** 양 손바닥으로 머리를 잡는다.

**2** 포인트 영역에 손가락을 대고 중지를 중심으로 압을 가한다.

**손 동작은 이렇게**

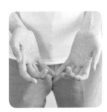

손바닥으로 머리를 잡고 지압점에 손가락을 대면서 중지로 압을 가한다!

**포인트 영역은 여기!**

꼭지돌기

안면

꼭지돌기에서 손가락 1개만큼 아래, 뒤쪽을 풀어준다.

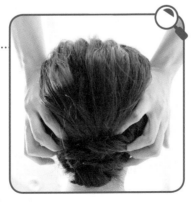

머리 무게를 이용한다. 중지 끝이 각각 같은 방향 눈을 향하는 느낌으로!

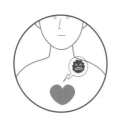

# 우울 · 불안 · 초조 원인과 처방

**원인** | ● 장기간 지속되는 스트레스 ● 목에서 어깨까지의 긴장 ● 호르몬의 불균형
● 자율신경의 불균형(얕은 호흡으로 인한 갈비뼈 아래의 긴장)
● 육체 피로 ● 부신 · 간의 피로

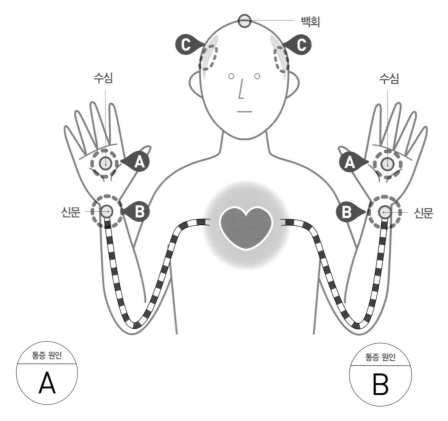

백회

수심

수심

신문

신문

**통증 원인**

## A

'수심(手心)'은 손바닥의 정중앙을 의미한다. 이곳에서 에너지(기)가 나온다는 견해도 있다. 수심에 압을 가하면 마음이 편안해진다.

➡ 손바닥(수심)을 누른다

**통증 원인**

## B

'신문(神門)'은 자율신경 불균형을 개선하는 경혈이다. 손목 주름에서 새끼손가락 쪽의 움푹 들어간 자리에 위치한다. 신문을 누르면 마음이 차분하게 안정되는 효과가 있다.

➡ 손목(신문)을 누른다

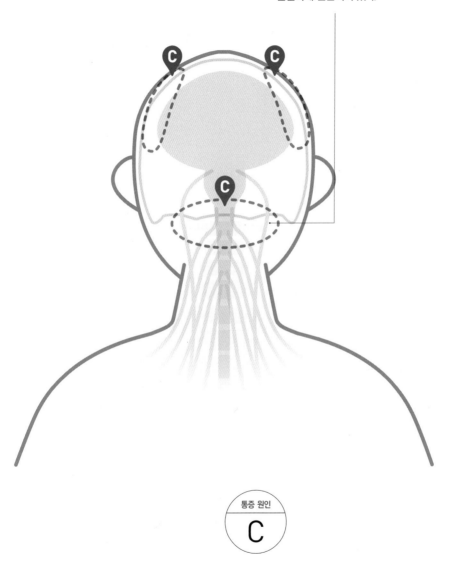

통증 원인

## C

자율신경과 연관이 깊은 부위다. 긴장을 이완시키기 위해서는 이 부위를 풀어줘야 한다. 식욕 부진, 뇌 혈류, 신경 기능을 개선한다.

## ➡ 머리 뒤와 옆(후두부 · 측두근)을 누른다

마사지 처방

# A

# 손바닥(수심)을 누른다

**셀프 마사지** 🧍 | **강도** ●●● | **손 모양** 엄지(세우기) | **방식** 누르기(지속압 10초)

## 마음이 편안해진다

'수심'은 에너지를 방출하는 경혈로 알려져 있습니다. 손바닥 정중앙에 있으며 이곳을 누르면 마음이 편안해지는 것을 느낄 수 있습니다. 감각을 수용하는 뇌의 분포도(30쪽)가 높은 만큼, 손을 마사지하면 몸과 마음을 쉽게 이완시킬 수 있습니다.

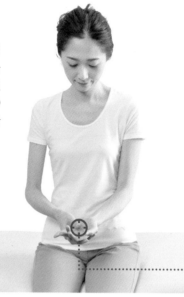

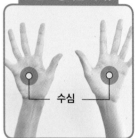

포인트 영역은 여기!

수심

손바닥 한가운데를 자극한다.

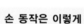

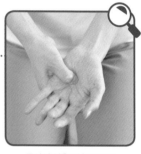

증상이 있을 때 눌러보면 아프면서도 시원함을 느낄 수 있다.

### 손 동작은 이렇게

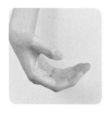

엄지 끝을 세워서 10초 정도 강하게 압을 가한다.

전문가 테크닉 **배워 봅시다**

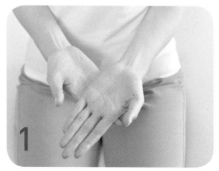

**1**

다른 쪽 손으로 손등을 받친다.

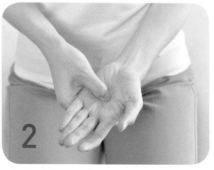

**2**

엄지를 세워서 손끝을 지압점에 대고 10초 정도 강하게 압을 가한다.

## 마사지 처방

# B  손목(신문)을 누른다

셀프 마사지 🧍 │ 강도 ●●● │ 손 모양 엄지(세우기) │ 방식 누르기(지속압 10초)

## 자율신경의 균형을 바로 잡는다

손목 주름의 새끼손가락 쪽 오목한 곳에 있는 '신문'은 경락으로 연결되어 심장이나 혈관 문제, 자율신경 불균형을 개선하는 효과가 있습니다. 이곳을 누르면 자율신경의 불균형을 개선해 마음이 안정됩니다.

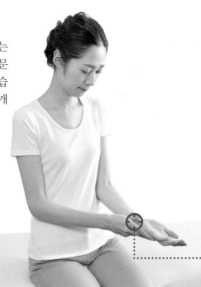

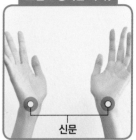

**포인트 영역은 여기!**

신문

손목 주름의 새끼손가락 쪽
오목한 부분을 풀어준다.

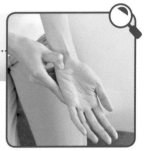

약간 아프면서도 시원한 느낌이
드는 지점이 신문이다.

## 손 동작은 이렇게

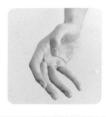

엄지를 세워서
손끝으로 10초 정도
압을 가한다.

## 전문가 테크닉  배워 봅시다

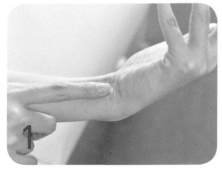

1

손목 주름에서 새끼손가락 쪽에 있는 오목한 부분을
찾는다.

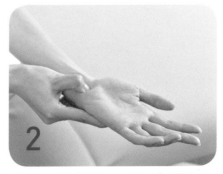

2

엄지를 세워서 손끝으로 10초 정도 압을 가한다.

## 마사지 처방 C

# 머리 뒤와 옆(후두부·측두근)을 누른다

파트너 마사지 👫 | 강도 ●○○ | 손 모양 세 손가락 | 방식 누르기(원 그리기)

## 이완에 큰 효과를 발휘한다

꼭지돌기보다 뒤쪽으로 오목하게 들어간 부위(후두골과 측두골 사이)는 자율신경과 관련이 깊습니다. 이를 악무는 데 관여하는 측두근의 긴장도 함께 풀어주는 것이 좋습니다. 이완 및 심신 안정에 도움이 되는 마사지입니다.

**포인트 영역은 여기!**

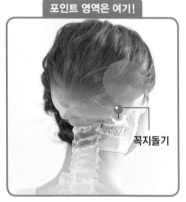

꼭지돌기

꼭지돌기 뒤쪽의 움푹 들어간 곳과 측두부를 자극한다.

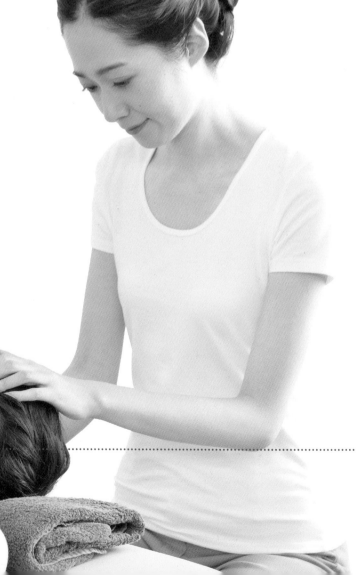

### 전문가 테크닉 | 배워 봅시다

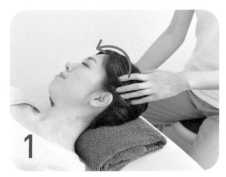

**1**

머리 아래에 베개를 받치고 고개를 옆으로 살짝 돌린다.

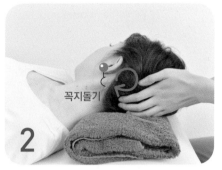

**2** 꼭지돌기

꼭지돌기 뒤쪽의 움푹 들어간 부위를 세 손가락으로 원을 그리며 누른다.

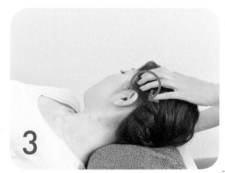

**3**

그다음 측두부를 마사지한다. 마찬가지로 세 손가락으로 원을 그리며 누른다.

## 손 동작은 이렇게

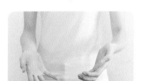

머리를 조심스럽게 받치고
다른 쪽 세 손가락으로
원을 그리며 누른다!

 **!**
고개를 너무 많이 돌리지 말 것!

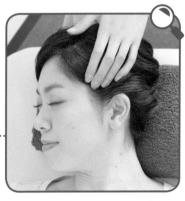

조금씩 압의 강도를
높이면서 조절한다.

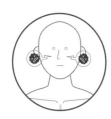

# 눈·코·호흡기의 이상 증상
## 원인과 처방

---

**원인** ┃ ● 호흡과 관련된 근육의 긴장·수축    ● 자율신경의 불균형(얕은 호흡)    ● 알레르기
● 흉곽(등뼈, 갈비뼈, 가슴뼈와 가로막으로 이루어지는 원통 모양의 부분) 상부의 긴장

※ 알레르기, 감염증이 우려되는 경우에는 의사의 진찰을 받아야 합니다.

**통증 원인**

**A**

'풍지(風池)'는 후두부 아래의 가장자리에, '천주(天柱)'는 후두부 아래의 움푹 들어간 곳 바깥쪽에 있는 경혈이다. 이곳을 누르면 감기 초기 등에 효과를 볼 수 있다.

➡ **후두부**(풍지·천주)**를 누른다**

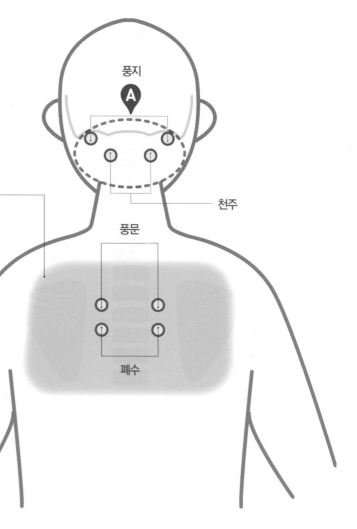

**등의 상부도 긴장**

호흡기계에 이상이 있으면 등의 상부가 쉽게 경직된다. 여기에는 '풍문(風門)'이나 폐수(肺兪)와 같은 호흡 관련 경혈이 있으므로 어깨뼈 사이를 마사지해주면 증상 개선에 효과가 있다.
➡ 116~121쪽(등 통증 1)

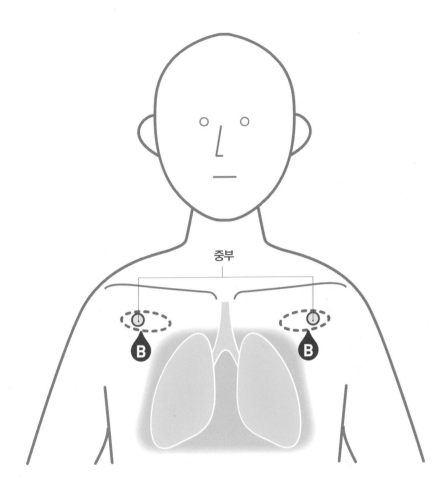

중부

통증 원인

## B

빗장뼈 아래에는 호흡과 관련된 근육이 집중되어 있다. 상기도의 감염 증상이나 호흡에 큰 영향을 미치는 중부 혈도 있어서 이 부위의 긴장을 풀어주면 호흡이 편안해지고 감기 증상이 완화된다.

➡ **빗장뼈 아래를 누른다**

## 마사지 처방

# A1

# 후두부(풍지·천주)를 누른다

**셀프 마사지** 👤 | **강도** ●○○ | **손 모양** M자 | **방식** 누르기(간헐압 10초)

### 감기 초기에 효과가 좋은 경혈

'풍지'는 후두부 아래 가장자리에, '천
주'는 풍지에서 엄지 1개만큼 안쪽으
로 들어가서 약간 아래쪽에 있습니
다. 감기 초기나 눈·코 등의 이상 증
상을 완화합니다.

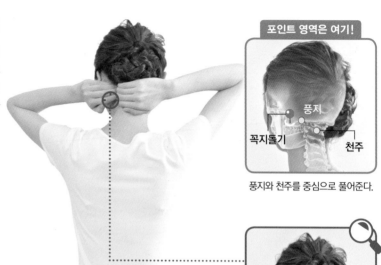

**포인트 영역은 여기!**

풍지

꼭지돌기

천주

풍지와 천주를 중심으로 풀어준다.

압을 가하는 쪽의 반대쪽 눈을 향해
누르는 느낌으로!

### 손 동작은 이렇게

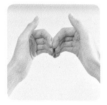

M자 손끝으로
포인트 영역 주변을
10초씩 누른다.

### 전문가 테크닉 배워 봅시다

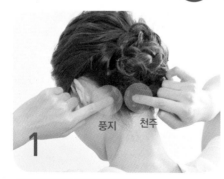

풍지    천주

**1**

풍지와 천주의 위치를 확인한다.

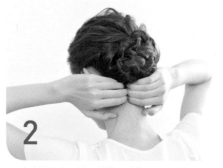

**2**

M자 손끝으로 포인트 영역 주변을 10초씩 누른다.

마사지 처방

## A2

# 후두부(풍지·천주)를 누른다

파트너 마사지 👫 | 강도 ●●○ | 손 모양 엄지 | 방식 누르기(간헐압 10초)

## 눈과 코의 불편한 증상을 완화한다

풍지는 자율신경의 불균형 외에 감기 초기 증상, 눈·코의 이상 증상에 효과가 있습니다. 천주는 눈의 피로와 축농증 완화에 효과가 있습니다. 파트너를 마사지할 때에도 반대쪽 눈을 향해 엄지로 압을 가합니다.

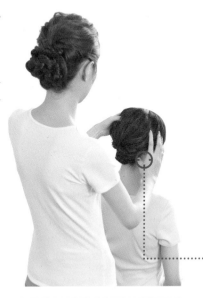

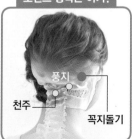

**포인트 영역은 여기!**

천주  풍지  꼭지돌기

풍지와 천주 주변을 풀어준다.

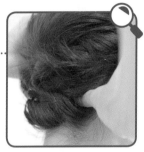

엄지손가락은 아래에서 반대쪽 눈 방향으로 밀어 올리는 느낌으로!

### 손 동작은 이렇게

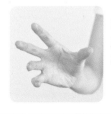

네 손가락으로 머리를 지지하고 포인트 영역에 엄지를 대면서 가볍게 밀어 올리듯이 누른다.

**전문가 테크닉** 배워 봅시다

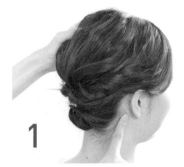

**1**

귀 뒤쪽의 움푹 들어간 곳을 찾은 다음, 약간 뒤쪽을 자극한다.

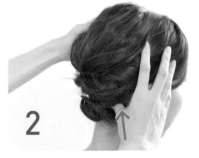

**2**

포인트 영역에 엄지를 대고 반대쪽 눈을 향해 밀어 올리는 느낌으로 10초씩 누른다.

## 마사지 처방 B

# 빗장뼈 아래를 누른다

파트너 마사지 🕺 | 강도 ●●○ | 손 모양 세 손가락(중지 중심) | 방식 누르기(원 그리기)

### 호흡 기능 개선에 특효

빗장뼈 아래에는 대흉근과 소흉근 등 호흡과 관련된 근육이 집중되어 있으며 호흡 기능 개선에 탁월한 중부 혈도 있습니다. 긴장을 풀어주면 호흡이나 상기도 감염, 감기 등의 증상을 완화할 수 있으며 막힌 코가 뚫리기도 합니다.

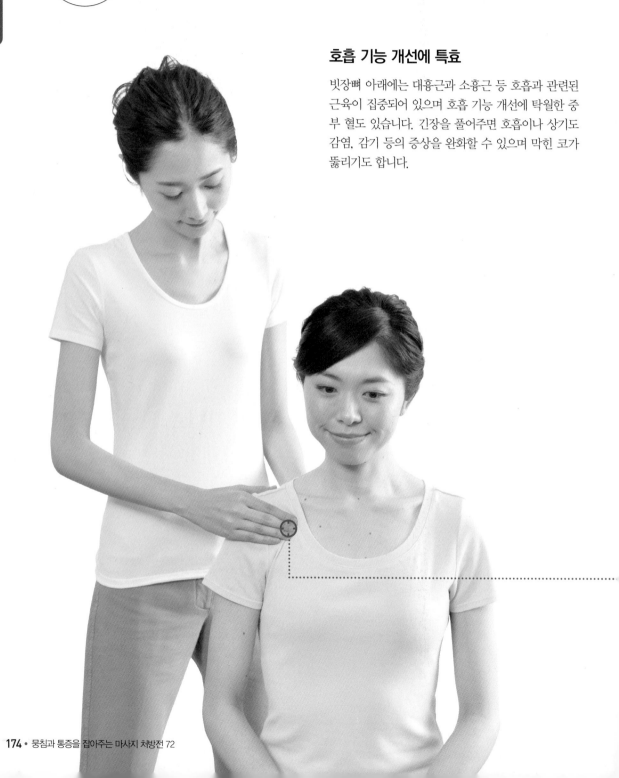

전문가 테크닉 배워 봅시다

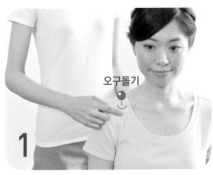

오구돌기

**1** 빗장뼈 아래의 오구돌기 옆 움푹 들어간 부분을 확인한다.

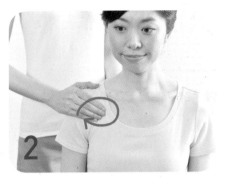

**2** 포인트 영역을 세 손가락으로 원을 그리며 누른다.

## 손 동작은 이렇게

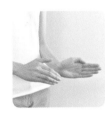

다른 손으로 등을 받치면서 세 손가락으로 원을 그리며 누른다.

### 포인트 영역은 여기!

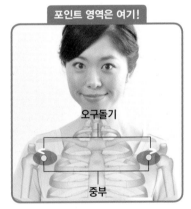

오구돌기

중부

빗장뼈 아래의 움푹 들어간 부위 주변을 자극한다.

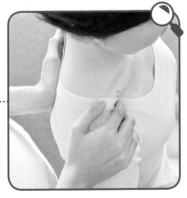

등을 받치면서 빗장뼈 아래 주변을 세 손가락으로 골고루 누른다!

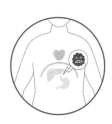

# 구역질·식욕 부진·소화 불량
## 원인과 처방

**원인** | ● 스트레스　● 위장과 간의 기능 저하
　　　　● 흉곽 및 가로막의 가동 제한

※ 식중독이나 감염증 등이 원인일 수도 있습니다. 해당 질병이 우려되는 경우에는 즉시 의사의 진찰을 받아야 합니다.

통증 원인
## A

불편한 증상(급성이 아닌 경우)이 오래 도록 지속되는 경우나 만성적으로 식욕이 없을 때 이 부위를 풀어준다. 위장이나 간 등 전반적인 소화기계에 직접 작용한다.

➡ **배**(갈비뼈 아래)**를 누른다**

통증 원인
## B

'내관(內關)' 경혈은 손목 주름에서 엄지 2개만큼 올라간 곳에 있다. 속 쓰림이나 소화 불량, 위통 등에 효과가 있다. 내관부터 팔꿈치 조금 아래까지 아래팔 전체를 누르는 것만으로도 효과가 매우 크다.

➡ **아래팔**(내관)**을 누른다**

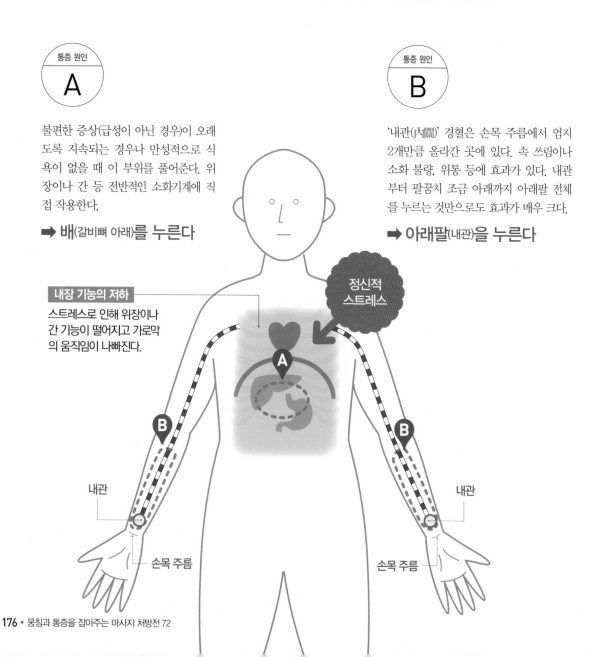

**내장 기능의 저하**
스트레스로 인해 위장이나 간 기능이 떨어지고 가로막의 움직임이 나빠진다.

정신적 스트레스

내관　손목 주름

마사지 처방

# A

# 배(갈비뼈 아래)를 누른다

셀프 마사지 👤 ｜ 강도 ●●○ ｜ 손 모양 **M자** ｜ 방식 **누르기(슬라이드)**

## 오른쪽은 간, 왼쪽은 위와 연관이 있다

만성적인 식욕 부진의 경우 위나 간을 직접 풀어주는 것이 좋습니다. 상복부 오른쪽은 간, 왼쪽은 위와 관련이 있습니다. 해당 장기의 피로나 기능 저하를 개선함으로써 증상을 완화시킬 수 있습니다.

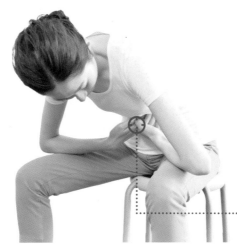

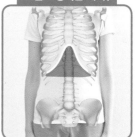

포인트 영역은 여기!

갈비뼈 라인 아래를 자극한다.

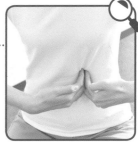

의자에 앉거나 양반다리를 하고 몸을 숙이면 훨씬 편하다 통증이 강하면 하지 말 것!

### 손 동작은 이렇게

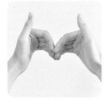

갈비뼈 안쪽으로 M자 끝을 넣고 5~10초씩 압을 가한다.

전문가 테크닉 **배워 봅시다**

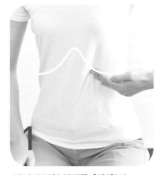

**1** 갈비뼈 라인 아래를 확인한다.

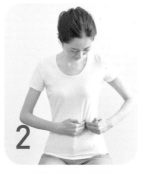

**2** M자 끝을 갈비뼈 안쪽으로 넣는다.

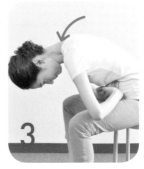

**3** 상반신을 앞으로 숙이고 5~10초씩 압을 가한다.

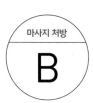

마사지 처방

# B

# 아래팔(내관)을 누른다

파트너 마사지 👫 | 강도 ●●● | 손 모양 엄지 | 방식 누르기(슬라이드)

## 경락의 연결로 증상을 완화시킨다

'내관' 혈을 중심으로 경락을 따라 아래팔의 정중앙선을 전체적으로 풀어줍니다. 경락이 내부 장기와 연결되어 있어서 소화 불량이나 위통, 속 쓰림에 효과가 좋습니다. 입덧에도 유용합니다.

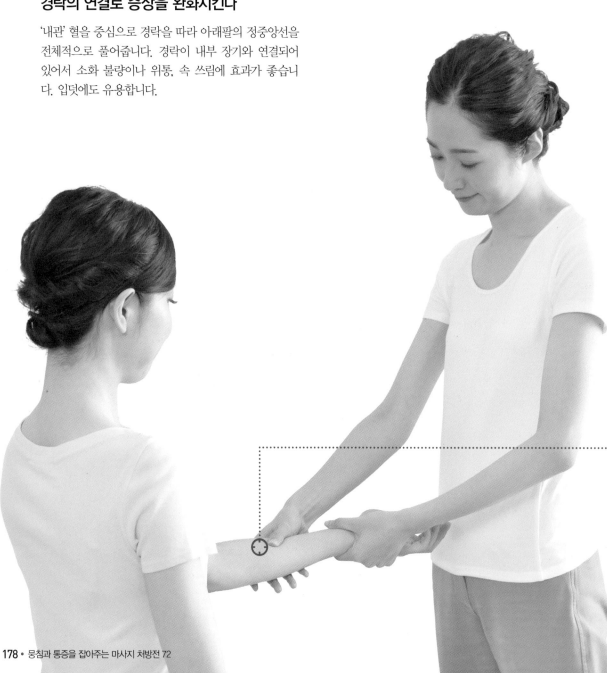

전문가 테크닉 **배워 봅시다**

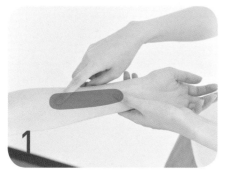

**1**

내관의 위치와 위쪽으로 이어지는 부위를 확인한다.

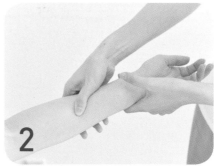

**2**

손목을 잡고 다른 손 엄지로 밀어 올리면서 5초씩 압을 가한다.

**손 동작은 이렇게**

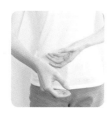

손목을 잡고
다른 손 엄지로 간헐적으로
(5초 누르고 떼고를 반복)
압을 가한다.

**포인트 영역은 여기!**

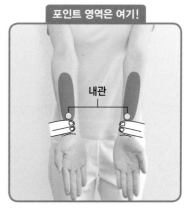

내관

내관부터 아래팔 전체를 자극한다.
손목 주름에서 엄지 2개만큼 올라간 곳에
내관이 있다.

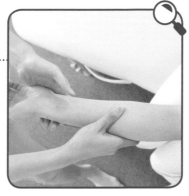

경락을 따라 엄지를 밀어 올리면서
골고루 지압한다.

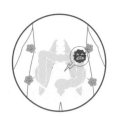

# 변비 | 원인과 처방

**원인** | ● 장요근의 긴장(경화)   ● 복근 주변부(복횡근 등)의 뭉침
● 장내 기능 저하   ● 골반 틀어짐   ● 불균형한 생활습관 등

통증 원인

## A

배꼽에서 엄지 2개만큼 바깥쪽에 있는 '천추(天樞)'와 손가락 4개만큼 바깥쪽에 있는 '대횡(大橫)' 경혈은 위장 기능 활성화와 연관이 깊다. 배의 심부에 위치한 근육의 긴장을 풀어줌으로써 변비 증상을 완화시킨다.

➡ **배**(천추 · 대횡)**를 누른다**

통증 원인

## B

골반 틀어짐이나 골반 내 장요근의 경직, 운동 부족이나 잘못된 생활습관은 변비를 유발한다. 장요근을 풀어주면 만성 변비가 개선된다.

➡ **서혜부**(장요근)**를 누른다**

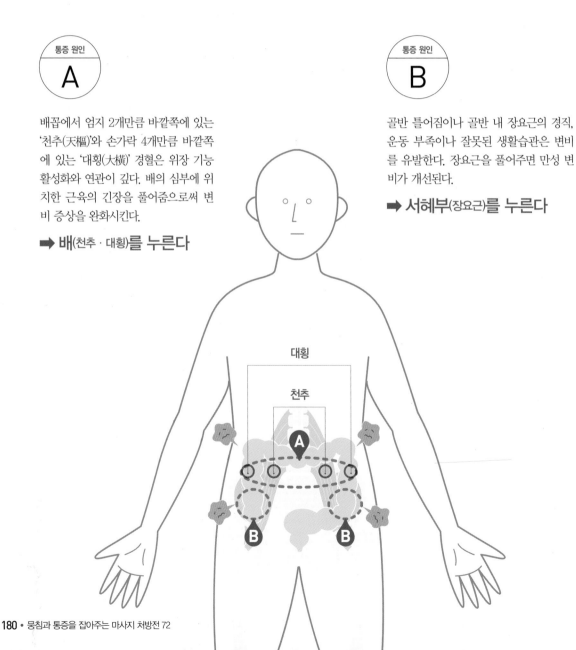

대횡

천추

# 배(천추·대횡)를 누른다

셀프 마사지 🧍 | 강도 ●○○ | 손 모양 **M자** | 방식 **누르기(지속압 10초)**

## 배를 직접 자극한다

배꼽부터 엄지 2개만큼 바깥쪽에 있는 '천추'와 손가락 4개만큼 바깥쪽에 있는 '대횡'은 위장 기능을 개선하는 효과가 있습니다. 복부 표면의 뭉침을 부드럽게 풀어주고 심부에 있는 복횡근과 대요근에도 간접적으로 작용해 위장 기능을 활성화합니다.

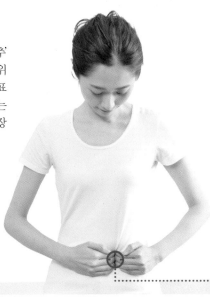

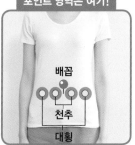

**포인트 영역은 여기!**

배꼽
천추
대횡

천추와 대횡을 풀어준다.

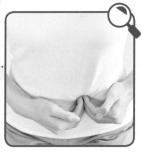

천추는 직각, 대횡은 약간 안쪽(배꼽) 방향으로 압을 가한다.

### 손 동작은 이렇게

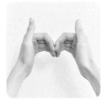

M자 끝으로 압을 가하고, 안쪽 근육의 감각이 느껴질 때까지 부드럽게 눌러준다!

**전문가 테크닉** 배워 봅시다

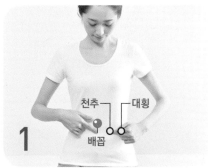

천추
대횡
배꼽

**1**

배꼽을 기준으로 천추와 대횡의 위치를 확인한다.

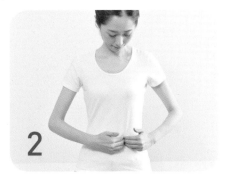

**2**

M자 끝으로 천추와 대횡을 각각 10초간 누른다.

마사지 처방

# 배(천추·대횡)를 누른다

파트너 마사지 👫 | 강도 ●○○ | 손 모양 세 손가락 | 방식 누르기(간헐압 10초)

## 변은 장의 왼쪽에 잘 쌓인다

변은 왼쪽의 S상결장 주변에 쌓이기 쉽습니다. 아랫배의 왼쪽을 직접 자극하면 변비 완화에 효과가 좋습니다.

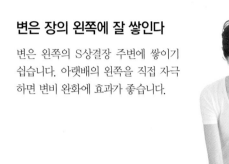

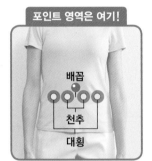

**포인트 영역은 여기!**

배꼽

천추

대횡

천추와 대횡을 풀어준다.

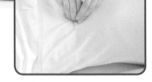

개인차가 있으므로 양쪽 다 시술할 것!

### 손 동작은 이렇게

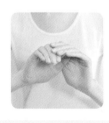

세 손가락을 중심으로 압을 가한다.
다른 손은 위에 얹는다.

---

**전문가 테크닉** 배워 봅시다

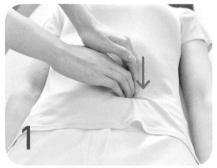

**1**

천추는 직각 방향으로 10초 정도 압을 가한다.

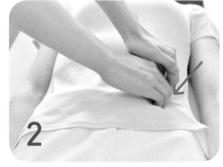

**2**

대횡은 약간 안쪽을 향해 10초 정도 압을 가한다.

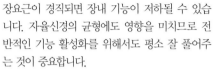

## 서혜부(장요근)를 누른다

파트너 마사지 👫 | 강도 ●●○ | 손 모양 세 손가락 | 방식 누르기(간헐압 10초)

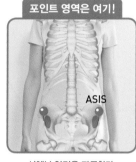

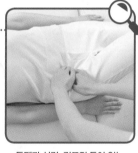

### 장요근이 굳으면 장내 기능이 저하된다

장요근이 경직되면 장내 기능이 저하될 수 있습니다. 자율신경의 균형에도 영향을 미치므로 전반적인 기능 활성화를 위해서도 평소 잘 풀어주는 것이 중요합니다.

**포인트 영역은 여기!**

ASIS

서혜부 앞면을 자극한다.

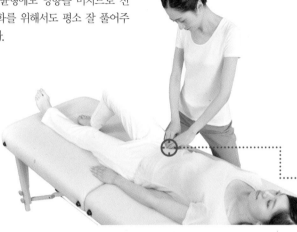

동맥과 신경, 림프절 등이 있는
민감한 부위이므로 조심스럽게 다룰 것!

**손 동작은 이렇게**

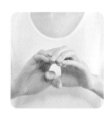

세 손가락을 중심으로
10초씩 간헐적으로
압을 가한다.

**전문가 테크닉** 배워 봅시다

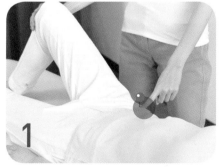

**1** 무릎을 가볍게 구부리게 해 ASIS(골반 앞쪽의 튀어나온 부분)의 위치를 확인한다. ASIS에서 2~3cm 안쪽, 약간 아래가 지압점이다.

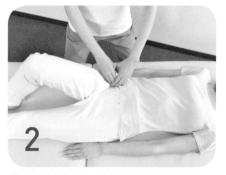

**2** 세 손가락 끝을 대고 10초씩 몇 차례 압을 가한다.

변비

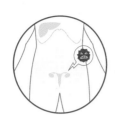

# 생리 불순 원인과 처방

**원인** |
- 스트레스
- 자율신경의 불균형
- 호르몬 불균형
- 하지 또는 골반의 틀어짐·뭉침
- 잘못된 생활습관

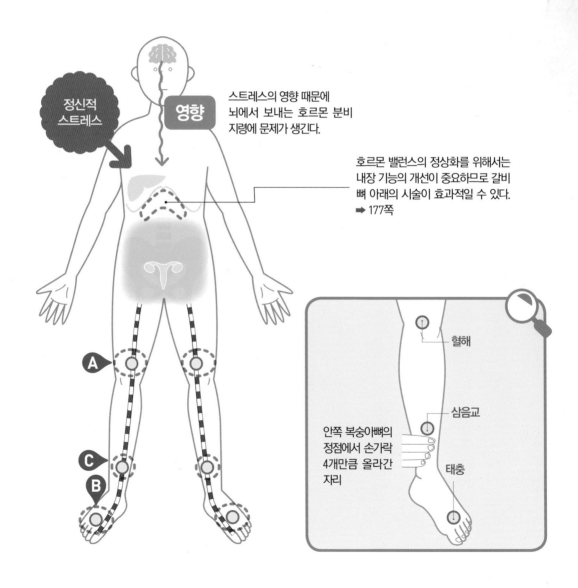

**정신적 스트레스**

**영향**

스트레스의 영향 때문에 뇌에서 보내는 호르몬 분비 지령에 문제가 생긴다.

호르몬 밸런스의 정상화를 위해서는 내장 기능의 개선이 중요하므로 갈비뼈 아래의 시술이 효과적일 수 있다.
➡ 177쪽

Ⓐ
Ⓒ
Ⓑ

혈해

삼음교

안쪽 복숭아뼈의 정점에서 손가락 4개만큼 올라간 자리

태충

통증 원인

**A**

무릎뼈 안쪽 위에 있는 '혈해(血海)'는 골반 내 혈액 순환을 촉진하는 경혈이다. 이 부위가 경직되면 생식기에도 악영향을 미치므로 풀어주는 것이 좋다.

➡ **무릎뼈 안쪽 위**(혈해)**를 누른다**

통증 원인

**B**

발등에서 엄지와 중지 사이에 있는 '태충(太衝)'은 간에 좋은 경혈이다. 연결된 경락이 골반 내 생식기를 지나므로 생리 주기의 개선과 감정 조절에 효과가 있다.

➡ **발등**(태충)**을 누른다**

통증 원인

**C**

정강뼈 안쪽에 있는 '삼음교(三陰交)' 또한 골반과 경락으로 연결되어 있어 여성에게 매우 중요한 경혈이다. 단, 임신 중에는 누르지 않도록 주의해야 한다. 전문가와 상의할 것.

➡ **정강이 안쪽**(삼음교)**을 누른다**

통증 원인

**D**

허리에서 골반에 위치하는 요방형근이 긴장되면 여성 질환이 함께 나타난다. 이 부위에 있는 '지실(志室)' 경혈을 자극하면 호르몬 불균형이 개선된다.

➡ **허리**(지실)**를 누른다**

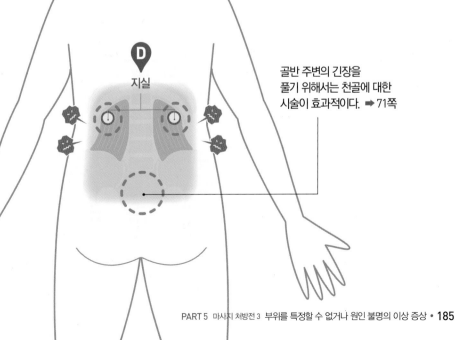

**D**
지실

골반 주변의 긴장을 풀기 위해서는 천골에 대한 시술이 효과적이다. ➡ 71쪽

마사지 처방

# 무릎뼈 안쪽 위(혈해)를 누른다

셀프 마사지 🧍 | 강도 ●●● | 손 모양 엄지(V자) | 방식 누르기(힘줄 가르기)

## 골반 내 혈행을 개선한다

무릎뼈 안쪽의 움푹 들어간 곳 바로 위에 있는 경혈이 '혈해'입니다. 생리 불순이 있으면 뭉침이 생기기 쉽습니다. 골반 내의 혈류를 촉진하고 호르몬 균형을 되찾아주는 효과가 있습니다. 갱년기 증상에도 좋습니다.

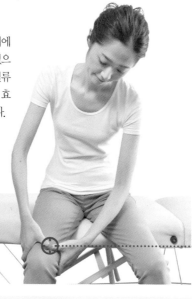

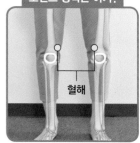

**포인트 영역은 여기!**

혈해

무릎뼈 안쪽 위의 움푹 들어간 곳에서 손가락 2개만큼 올라간 부위

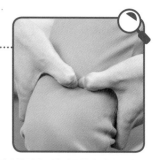

딱딱한 결절 모양의 뭉침이 생기기 쉬우므로 이를 조심스럽게 뭉개는 느낌으로 누른다.

### 손 동작은 이렇게

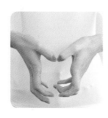

엄지로 V자를 만들고 힘줄을 가르듯이 손끝을 이동시키면서 누른다!

**전문가 테크닉** 배워 봅시다

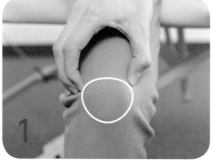

1

무릎뼈 안쪽 위 오목하게 들어간 곳을 찾는다. 거기에서 손가락 2개만큼 위로 올라간다.

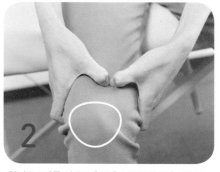

2

엄지로 V자를 만들고 힘줄을 가르듯이 압을 가한다.

## 마사지 처방

# B

# 발등(태충)을 누른다

셀프 마사지 👤 | 강도 ●●○ | 손 모양 **검지 손톱 끝** | 방식 **누르기(지속압 30초)**

## 경락으로 골반 내와 연결되어 있다

'태충'은 발등의 엄지와 중지 사이에 있는 경혈입니다. 간과 연관된 경혈로 유명하며, 경락으로 골반 내와 연결되어 있으므로 생식기에도 영향을 미칩니다.

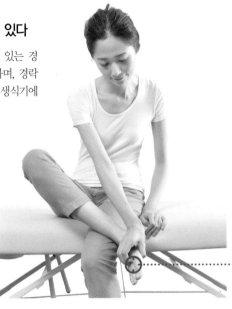

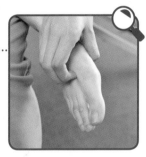

**포인트 영역은 여기!**

태충

발등의 엄지와 중지 사이를 자극한다.

**손 동작은 이렇게**

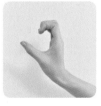

검지 손톱 끝을 사용해
30초 정도
압을 가한다!

간의 피로나 감정 기복이 심하면
통증이 느껴질 때가 많다.

**전문가 테크닉** **배워 봅시다**

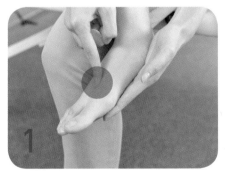

**1**

태충의 위치를 확인한다.

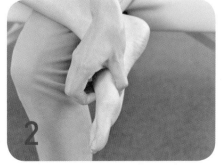

**2**

검지 손톱 끝을 지압점에 대고 30초간 압을 가한다.

## 마사지 처방 C

# 정강이 안쪽(삼음교)을 누른다

파트너 마사지 👫 | 강도 ●●○ | 손 모양 지렛대 | 방식 누르기(지속압 7초)

## 골반 내 이상을 다스린다

안쪽 복숭아뼈의 정점에서 손가락 4개
만큼 위로 올라간 위치에 '삼음교'가 있
습니다. 골반 내와 경락으로 연결되어
있어 여성 질환에 효과를 발휘합니다.
단, 임신 중에는 누르지 않도록 주의해
야 합니다.

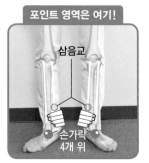

포인트 영역은 여기!

삼음교

손가락
4개 위

삼음교 주변을 자극한다.

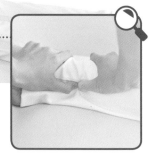

경혈이 반응하면 약간 오목해지면서
탄력이 없어지는 느낌이 든다.

### 전문가 테크닉 배워 봅시다

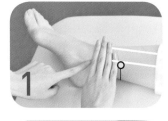

안쪽 복사뼈의 정점에서 손가
락 4개만큼 위로 올라간 곳을
찾는다. 정강뼈 끝부분에 있다.

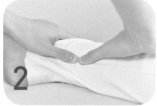

지압점에 엄지를 대고 정강이
를 잡는다.

### 손 동작은 이렇게

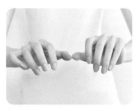

엄지를 대고 손목을 지렛대로
7초 정도 압을 가한다!

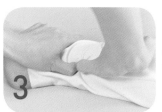

손목을 안으로 꺾으면서 7초간
압을 가한다.

**마사지 처방**

# D

# 허리(지실)를 누른다

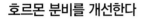

파트너 마사지 👫 | 강도 ●●○ | 손 모양 엄지 | 방식 누르기(간헐압 3초)

## 호르몬 분비를 개선한다

허리뼈와 골반, 갈비뼈에 부착된 요방형근이 과도하게 긴장하면 부인과 질환이 나타나기 쉽습니다. 가장 가는 허리 선상에 위치한 척주에서 손가락 4개만큼 바깥쪽에 있는 지실 경혈은 호르몬 균형을 개선하는 효과가 있습니다.

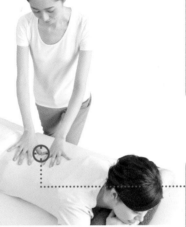

**포인트 영역은 여기!**

지실

척주에서 손가락
4개만큼 바깥쪽

지실 주변을 자극한다.

### 손 동작은 이렇게

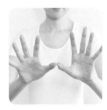

엄지를 맞대고
3초씩 간헐적으로
압을 가한다.

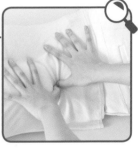

바깥쪽에서 척주(안쪽) 방향으로
압을 가한다.

**전문가 테크닉** 배워 봅시다

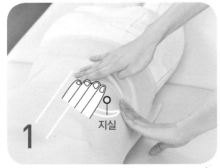

**1** 지실

허리에서 가장 가는 부위, 즉 갈비뼈 끝부분을 이은 라인 상에 있는 척주를 확인한다. 척주 양 옆으로 손가락 4개 간격만큼 떨어진 지점을 찾는다.

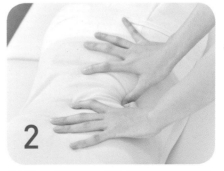

**2**

엄지를 맞대고 3초씩 누르며 포인트 영역 주변에 압을 가한다.

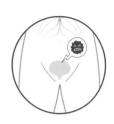

# 빈뇨·요실금 원인과 처방

**원인** | ● 자율신경의 불균형 ● 골반 내부(골반기저근 등)의 기능 저하
● 심인성 요인

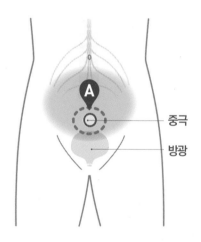

중극
방광

통증 원인

## A

배꼽에서 손가락 5개만큼 아래로 내려간 곳에 있는 '중극(中極)' 경혈은 방광과 연관이 깊다. 골반을 부드럽게 직접 자극함으로써 긴장을 풀어준다.

➡ **하복부(중극)를 누른다**

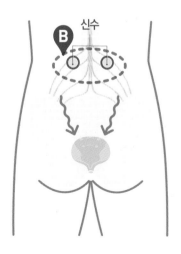

신수

통증 원인

## B

갈비뼈 맨 아래를 이은 선과 척주기립근이 만나는 볼록한 부분에 '신수(腎俞)' 경혈이 있다. 요통 완화뿐 아니라 자율신경을 조절해 비뇨기계 기능을 개선한다.

➡ **허리(신수)를 문지른다**

**마사지 처방 A**

# 하복부(중극)를 누른다

셀프 마사지 🧍 | 강도 ●●○ | 손 모양 M자 | 방식 누르기(지속압 10초)

## 골반 내에 직접 작용

배꼽에서 손가락 약 5개만큼 아래에 있는 중극은 방광과 경락으로 연결되어 있습니다. 골반 내에 직접 작용해 내부의 긴장을 풀어주고 골반 안을 따뜻하게 합니다.

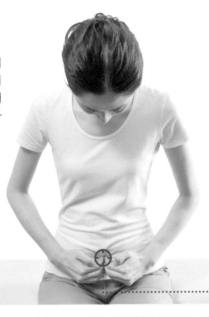

**포인트 영역은 여기!**

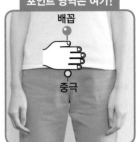

배꼽

중극

배꼽에서 대략 손가락 5개만큼 아래를 자극한다.

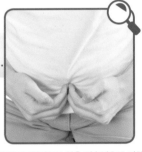

민감한 부위이므로 압을 지속적으로 가해 부드럽게 풀어주는 느낌으로 따뜻하게 해주는 것도 좋다.

### 손 동작은 이렇게

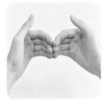

M자 손끝으로 10초 정도 부드럽게 압을 가한다!

**전문가 테크닉**  배워 봅시다

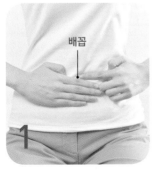

**1**

배꼽 위치를 확인하고 손가락 4개만큼 내려간다.

배꼽

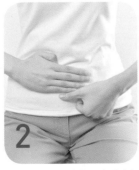

**2**

1에서 손가락 1개만큼 더 내려간 곳에 중극이 있다.

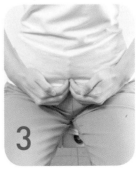

**3**

M자 손끝으로 부드럽게 10초간 압을 가한다.

마사지 처방

# 허리(신수)를 문지른다

파트너 마사지 👫 | 강도 ●●○ | 손 모양 손목뼈 | 방식 문지르기(30초)

## 자율신경과 호르몬의 불균형을 개선한다

갈비뼈 맨 아래 라인 상에 있는 척주에서 손가락 2개만큼 바깥쪽에 있는 신수는 자율신경 및 호르몬 균형과 깊은 관련이 있습니다. 골반 내의 비뇨생식기 기능 향상에 영향을 미칩니다.

포인트 영역은 여기!

신수

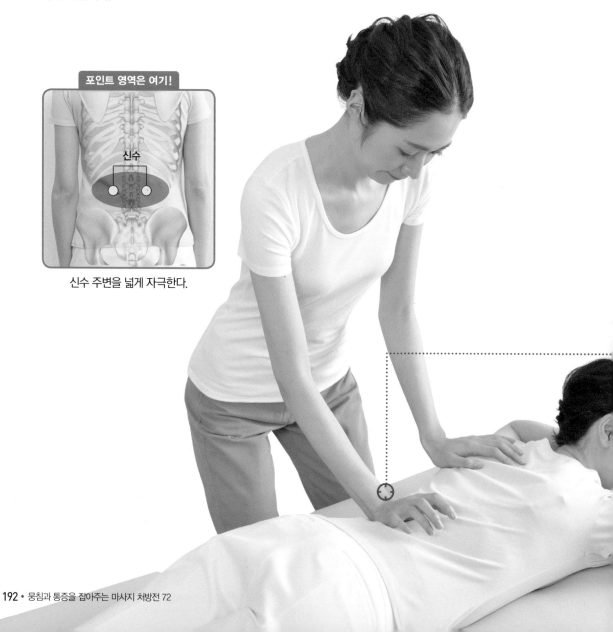

신수 주변을 넓게 자극한다.

전문가
테크닉 **배워 봅시다**

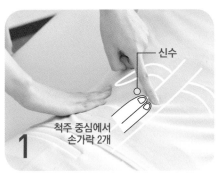

신수

척주 중심에서
손가락 2개

**1**

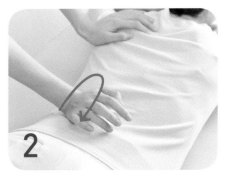

**2**

척주와 갈비뼈 아래의 라인을 확인하고 척주에서 손
가락 2개만큼 바깥쪽에 있는 신수를 찾는다.

지압점 주변을 손목뼈로 30초 정도 문지른다.

**손 동작은 이렇게**

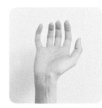

손목뼈를 사용해
포인트 영역을
골고루 문지른다!

전문가
테크닉 **이 방법도 가능**

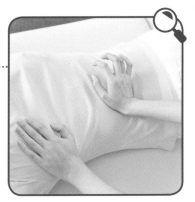

엄지로 10초 정도 신수에 압을 가하는 것도 요통 완
화와 비뇨생식기 기능 개선에 매우 좋다.

손으로 문질러서 따뜻하게 해주면
요의가 완화되는 효과가 있다.

## 마치는 글

끝까지 책을 읽어주신 독자 여러분께 감사의 말씀을 드립니다. 정성이 듬뿍 담긴 마사지는 마사지를 받는 상대로 하여금 몸과 마음이 따뜻하게 배려 받았다는 느낌이 들도록 하지요. 마사지하는 사람 또한 조금은 남에게 도움이 되었다는 긍정적인 마음을 가질 수 있습니다.

저는 두 손으로 행하는 마사지가 평소 무심히 지나쳤던 심신의 목소리와 소통하는 수단이 될 수 있다고 생각합니다. 사람과의 관계가 소원해지고 점점 소통이 사라지고 있는 지금의 시대에 가정이나 직장, 학교에 마사지가 널리 활용된다면 우리의 몸과 마음은 분명 크게 변화할 수 있을 것이라는 믿음이 있었기에 이 책을 기획할 수 있었습니다.

손이 지닌 '치유 효과'를 제대로 발현할 수 있도록 랜드마크를 표기한 통증 지도를 많은 분들이 적극적으로 활용하셨으면 합니다. 우선은 몸 구석구석을 직접 만져보면서 신체의 지형을 익히는 것이 중요합니다. 익숙해지면 바로 필요한 지점을 찾아낼 수 있을 것입니다. 방법이나 자극하는 강도는 사람마다 천차만별이며 그날의 컨디션이나 시간에 따라서도 달라집니다. 때마다 상황에 맞게 적당히 조절하는 것이 필요하지요. '내가 반드시 낫게 하겠다.'라는 성급함보다는 상대의 마음을 헤아리고 환부의 피부와 근육의 상태, 상대의 반응을 살피고 느끼면서 시술하는 것이 요령입니다.

책을 집필하기 시작한 것은 3년 전의 일입니다. 부끄럽지만 도중에 작업을 중단해버린 적도 있었습니다. 그러나 그 후로도 책의 출간을 포기하지 않고 마치 부드럽고 따뜻하게 마사지하듯이 제 심정을 헤아려주며 묵묵히 지켜 봐준 이가 바로 출판사의 편집자 분들이었습니다. 다시 한 번 감사의 말씀을 드립니다.

등을 곧게 펴고 바른 자세를 유지하는 듯이 보이며 늘 활기차 보이는 사람도 정작 몸을 만져보면 척주 주위가 과도하게 긴장되어 소리 없는 비명을 지르고 있는 경우가 의외로 많습니다. '손으로 몸을 만지는 습관'은 나뿐만 아니라 소중한 이의 마음을 헤아릴 수 있는 기적의 습관입니다. 단, 적절한 의료기관과 전문의의 진단을 받는 것도 잊지 말 것을 당부 드립니다. 자신의 건강에 대해 믿고 상담할 수 있는 대상을 찾아서 평소 자주 이용하는 것은 건강 유지에 꼭 필요합니다. 이 책이 여러분의 건강하고 행복한 삶에 조금이나마 도움이 되었으면 하는 바람입니다.

이시가키 히데토시

---

저자가 대표로 있는 종합건강관리센터 홀리스틱 쿠라(Holistic Cura)는 '척주 이완'을 콘셉트로 한다. 책에서 소개한 '통증 지도'의 원리를 응용한 '어라운드 테라피'를 골반 교정, 척주 교정, 정안(整顔) 요법, 경락 오일 트리트먼트의 4개 부문으로 나누어 시술한다. 소수 정예의 요가·필라테스 스튜디오도 함께 운영 중이다.

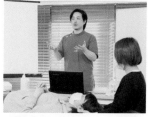

어라운드 테라피(Around Therapy)
저자가 독자적으로 고안한 건강 요법. 중의학의 개념을 바탕으로 척주를 통해 전신을 다스린다. 고유의 마사지와 운동법을 전수하는 교육 세미나도 정기적으로 개최하고 있다.

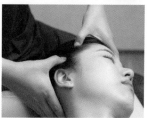

● 홀리스틱 쿠라  http://holistic-cura.net
● 테라피스트 양성학교 너처 http://cura-nurture.com

**편집** 치바 요시히로(KWC)

**모델** MAO(스페이스 크래프트), 이노우에 리에(SOS 모델에이전시)

**헤어메이크업** MIKE

**스타일링** 다나카 유코

**촬영** 츠타노 유우

**일러스트** 나카무라 사토시

**의학 일러스트** BACKBONEWORKS

**본문디자인** 시미즈 마리코(TYPEFACE)

**취재 협력** 오이카와 아야, 이시베 미키

**의상 협력** 베이지 팬츠 – EUROPEAN CULTURE / STOCKMAN

백 팬츠 – STUDIO PICONE / BIKI JAPAN

뭉침과 통증을 잡아주는

# 마사지
# 처방전
# 72

1판 9쇄 | 2024년 11월 25일

지 은 이 | 이시가키 히데토시

옮 긴 이 | 오 승 민

발 행 인 | 김 인 태

발 행 처 | 삼호미디어

등     록 | 1993년 10월 12일 제21–494호

주     소 | 서울특별시 서초구 강남대로 545–21 거림빌딩 4층

www.samhomedia.com

전     화 | (02)544–9456(영업부) / (02)544–9457(편집기획부)

팩     스 | (02)512–3593

ISBN 978–89–7849–603–2 (13510)

Copyright 2019 by SAMHO MEDIA PUBLISHING CO.